W0203162

氣功

QI GONG

Davina Delor
Photographies de Jean-François Chavanne

NO STRESS

QI GONG

MARABOUT

7 INTRODUCTION

SOMMAIRE

27 LES PRATIQUES

INTRODUCTION

Ce livre est destiné à toutes les personnes qui se posent des questions essentielles sur elles-mêmes, les autres, et sur le sens de l'existence. Les réponses à ces questions seront révélées au fur et à mesure d'une pratique bien comprise et d'un entraînement suivi régulièrement.

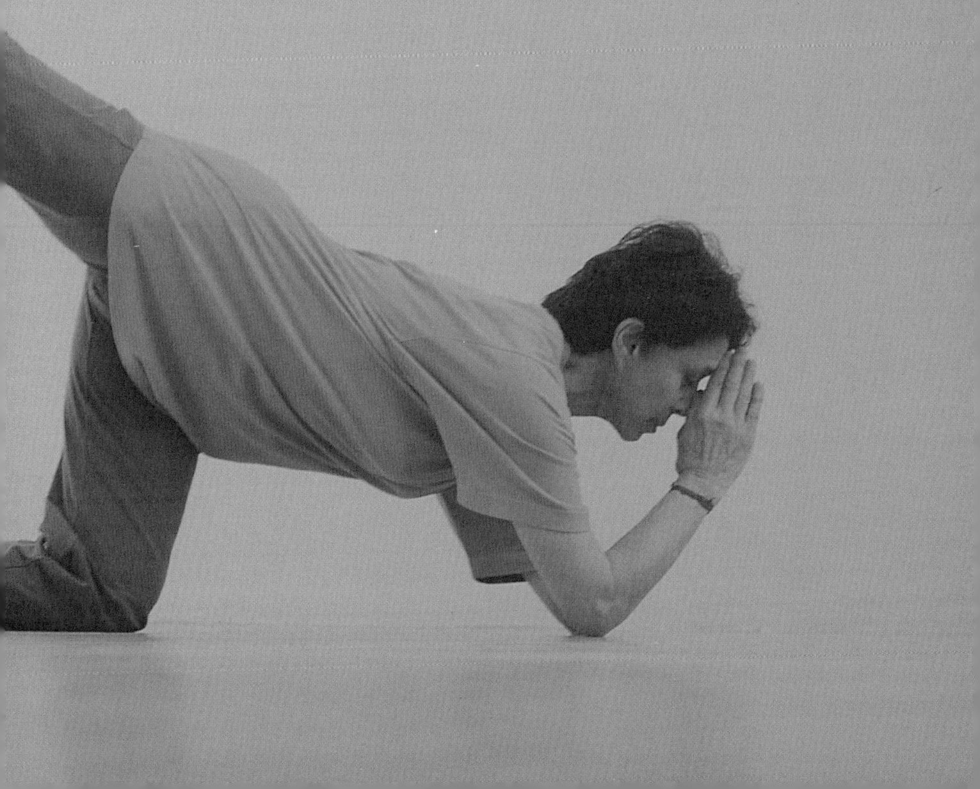

L'ART DU QI GONG

Apprendre le qi gong, c'est étudier la vie sous toutes ses formes et pouvoir utiliser ses connaissances au quotidien.

Qu'est-ce que le qi gong?

En chinois, le mot « énergie » se traduit par qi (prononcez « tchi »). Gong représente « le travail », « la mise en activité ».
Le qi gong est donc le travail de l'énergie dans le corps.
L'origine du qi gong remonte à des milliers d'années, dans le berceau culturel de la Chine.
Las des massacres guerriers et des oppressions dont ils étaient victimes, les Chinois commencèrent à chercher « l'arme absolue », présageant avec raison qu'ils la détenaient en eux-mêmes. C'est ainsi que naquirent les arts martiaux tels le kung fu.
Le qi gong est un volet du kung fu, mais non combattant : la force authentique est celle qui vient de l'intérieur, elle n'a donc plus besoin d'employer l'agressivité pour la prouver.
À partir de l'observation des éléments de la nature et de leur évolution cyclique, les sages de l'époque découvrirent l'interdépendance étroite entre toutes les formes d'existence et tout ce qui anime la vie sur terre.
Comprenant que le pouvoir du corps ne tenait qu'à l'énergie dont il était rempli – énergie qu'ils nommèrent le qi –, les chercheurs entreprirent l'étude comparative des comportements entre les différents règnes (végétal, animal, humain) ainsi que les différents mouvements internes et externes, en activité à l'intérieur du corps et par extension dans son environnement.
Cet immense travail, poursuivi de génération en génération, permit de définir le qi en tant qu'« énergie qui anime la vie », divisée en trois premières catégories :

- le qi du Ciel (*tian qi*) ;
- le qi de la Terre (*di qi*) ;
- le qi humain (*zheng qi*).

Ainsi, l'énergie du Ciel favorise celle de la Terre, et les deux interpénètrent tous les êtres vivants pour maintenir une harmonie générale contribuant à l'équilibre de l'homme et de son environnement.
Afin de relancer, augmenter, soutenir et conserver la part d'énergie nécessaire au bien-être, le qi gong fut inventé.

Que peut-on attendre de cette discipline ?

Empreint de rationalisme, l'esprit occidental exige bien souvent la promesse de résultats satisfaisants en peu de temps. Le parcours de ce livre n'est pas celui du combattant : s'il offre aux lecteurs les moyens de s'exercer à la pratique du qi gong avec à la clé des effets positifs et concrets, il délivre également un enseignement de fond qui, une fois bien assimilé, peut être appliqué par chacun dans la vie quotidienne.

Accessible à tous – quels que soient l'âge, le sexe, la condition physique et mentale –, le qi gong est plus qu'une discipline : c'est une médecine naturelle agissant sur le fonctionnement interne physique et psychologique.

Gymnastique de santé, sa pratique régulière régénère, assouplit et renforce les tissus tendino-musculaires, libère les charnières osseuses, détend les courants nerveux, relance les circulations sanguine et lymphatique.

L'exercice respiratoire ralentit ou harmonise le rythme cardiaque selon les besoins du moment, évacue le stress et la fatigue, et purifie l'organisme grâce à une bonne ventilation. L'humeur se régularise, améliorant la compréhension, la tolérance.

De nombreux pratiquants témoignent ainsi des changements positifs accomplis en eux-mêmes et dans leur vie. Cet état d'être, tout simplement plus avenant, transforme les échanges relationnels pour aboutir à des accords autrefois inespérés. Dans certains cas spécifiques, un entraînement quotidien sous les directives d'un spécialiste, peut jouer un rôle curatif dans le traitement des maladies.

Il s'agit d'exercer un contrôle sur les fonctions organiques en libérant le flux énergétique.

La force qu'est le *qi* semble issue de nulle part ; elle a pourtant une provenance bien précise, celle de l'esprit. Mais sa puissance ne peut devenir réelle qu'une fois réglés tous les mouvements mécaniques du mental et des comportements à l'intérieur de l'horloge corporelle – plus précisément dans l'équilibrage du yin et du yang, le drainage des douze méridiens, la régénération du *qi* (l'énergie) et du *xué* (le sang).

C'est le propre de la théorie de l'énergétique chinoise, qui invite à explorer dans sa globalité l'être humain : un corps et un esprit pour apprendre à composer une vie au sein d'un univers qui lui ressemble.

Le corps et l'esprit au service de l'énergie

Avant tout, le débutant doit prendre une nouvelle conscience de son corps dans l'espace : en effectuant des déplacements, observez-les et apprenez à repérer le mouvement du qi en vous.

Par exemple, en vous asseyant le dos appuyé contre un arbre, sentez le courant respiratoire traverser la colonne vertébrale, et associez mentalement le mouvement de l'inspir-expir à celui de la sève coulant à l'intérieur du tronc de l'arbre. L'expérience d'ouverture vers une énergie extérieure à soi-même, et pourtant tout à fait semblable, favorise l'élargissement du champ de vision habituel. En agissant ainsi, vous comprendrez plus facilement le concept d'unité entre l'énergie universelle et votre propre énergie. Auparavant fixé sur lui-même, votre esprit s'ouvrira subtilement au monde qui l'entoure. L'expérience du qi gong vous fera apprécier l'énergie de la Nature, similaire à la vôtre. Les premiers résultats apparaissent sous forme d'une stabilité nouvelle, tant physique que psychique. Dès le début, l'apprentissage du qi gong développe une conscience d'être toute neuve, positionnant le corps en tant que récepteur des forces vitales universelles et faisant de l'esprit l'émetteur de ces forces au service de toutes les choses de la vie. Le couple corps-esprit entame sa progression fusionnelle, devenant petit à petit maître du *qi* qui le soutient. D'une part, la nature lourde et concrète du corps, de l'autre la fluidité et l'immatérialité de l'esprit, apprennent ensemble à ne plus vivre séparés mais à unir au contraire leurs expressions au service de l'énergie vitale. Si vous pratiquez régulièrement, vous serez nanti d'un pouvoir sur vous-même que vous saurez utiliser à bon escient, votre existence se transformera avec l'amélioration de votre santé et votre aptitude à gérer des conditions jugées autrefois difficiles.

Il n'est jamais trop tôt ni trop tard pour intervenir de manière constructive sur soi. La transformation est le principe même du qi gong, qui n'oppose pas de résistance au changement mais développe à travers lui une nouvelle chance d'exister, cette fois-ci, véritablement.

ATTENTION !

Il serait vain et préjudiciable pour la santé de vouloir se passer d'un avis et d'un diagnostic médical, autant que des prescriptions nécessaires à de lourdes pathologies. Si le qi gong thérapeutique est un complément indispensable à la réhabilitation de l'organisme, il ne peut et ne doit pas être utilisé comme une panacée universelle. Son pouvoir d'action s'étend principalement à l'influence de la pensée claire et déterminée, propre à transformer le mode de vie et d'expression du pratiquant.

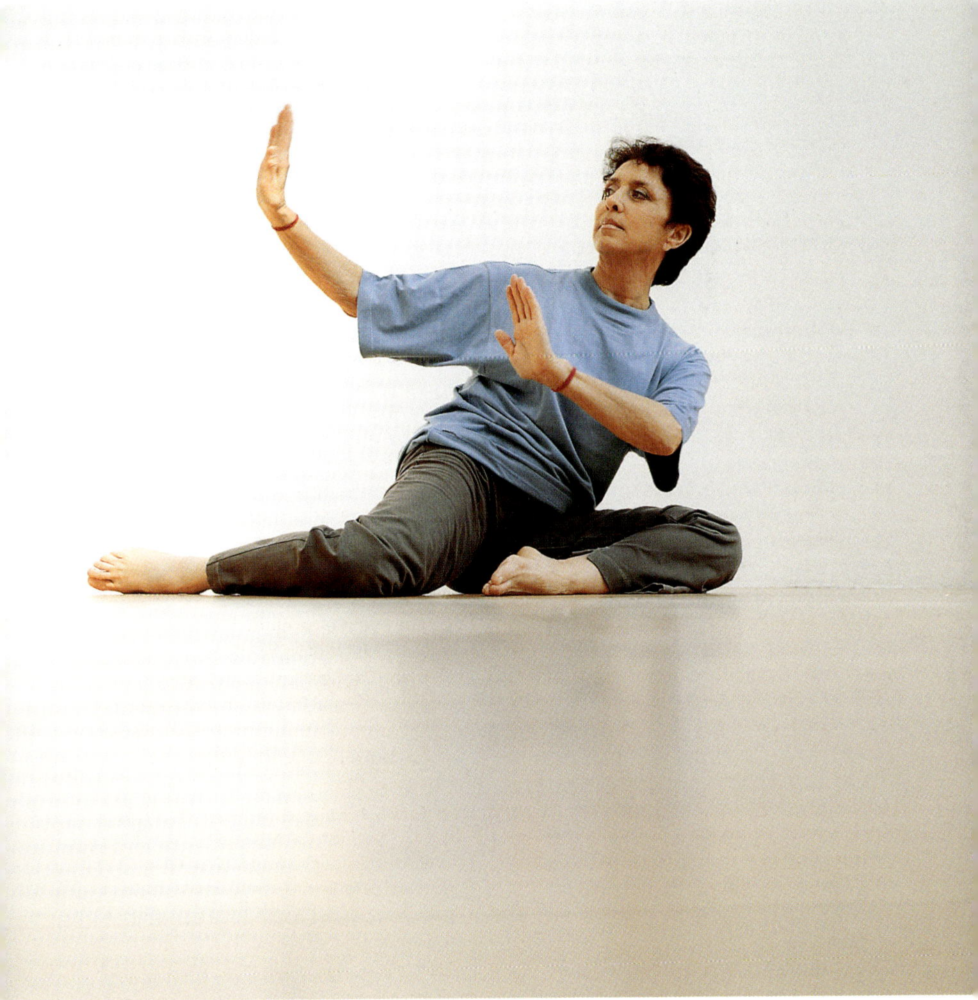

TOUT EST ÉNERGIE

De sa plus grande dimension à sa plus petite expression, du macrocosme au microcosme, la vie est source d'énergie. Le monde entier et ses éléments, les êtres qui le peuplent, les sons, les formes et les lumières dépendent de l'énergie qui les fait exister.

L'équilibre entre les différentes énergies

Qu'il s'agisse de santé, de bien-être, de circonstances favorables, d'échanges harmonieux, la bonne condition de toute chose est soumise à la loi du juste équilibre. En perpétuel devenir, l'énergie conditionne le changement, mouvement indispensable au maintien de l'équilibre vital. Bien qu'il traduise la notion de l'énergie, le qi est trop subtil pour être expliqué sans être vécu. Au-delà de la forme et de toute apparence, sa nature se révèle plus clairement au travers de ses fonctions.

L'EXISTENCE HUMAINE DÉPEND DE TROIS MOUVEMENTS ESSENTIELS

1. La transmission du capital génétique lors de la conception. Le *qi* originel – ou *yuan qi*, germe initial de la vie – est une forme d'énergie qui doit être préservée comme un trésor car elle détient le secret de la longévité. Vous trouverez p. 38 la pratique du qi gong qui permet de conserver ce *qi*.

2. La faculté de respirer pour absorber le *qi* de l'air – ou *kong qi*. Le qi de l'air est le garant du maintien permanent de la vie.

3. La faculté d'assimiler les aliments et de les transformer en nutriments au moyen du *qi* des graines – ou *gu qi*.

Supports de toute existence, ces trois *qi* se rassemblent dans l'élan d'un mouvement vital appelé *zheng qi*, ou « énergie droite et juste ». L'homme entre dans la vie avec un bagage ancestral établissant sa différence, mais il est semblable aux autres hommes par son besoin de respirer et de s'alimenter, d'aimer et d'être aimé.

L'homme et l'univers

La science énergétique chinoise développe le concept de l'énergie à partir de descriptions analogiques et poétiques. Ces images positionnent ainsi l'être humain dans son environnement. La Terre et le Ciel deviennent des entités physiques, psychologiques et spirituelles, permettant de saisir de bien des manières différentes le sens global de l'énergie de vie qui nous anime. Au centre de l'espace, l'être humain prend la Terre pour support et le Ciel à témoin. Antenne réceptrice et émettrice des forces de l'univers, l'homme doit apprendre à canaliser son énergie. La Terre est la mère de son corps, le Ciel le père de son esprit. Le qi gong rassemble le corps et l'esprit en une seule et même énergie et fait couler la source du Ciel au travers de son souffle.

La théorie du yin et du yang

Pour définir les lois universelles auxquelles tous les composants vivants sont soumis, la pensée philosophique asiatique utilise la théorie du yin et du yang. De cette unité émergent deux principes opposés mais complémentaires, formant la représentation de toute chose existante.
Yin et yang sont les polarités négative et positive de l'énergie, deux forces qui, en se repoussant constamment, s'unissent pour engendrer la vie.
Leur équilibre produit la santé et le bien-être, leur déséquilibre la maladie et la frustration.
Lorsque l'homme tente de s'éloigner de la nature en transgressant ses lois - par exemple, en adoptant un mode de vie dévoyé par une alimentation malsaine, le non-respect du repos et de la détente, l'abus de toxiques, les abus sexuels et la violence des sentiments –, la nature se retourne contre lui en provoquant des accidents, des maladies, alourdissant son esprit et faisant de lui un être dépressif ou agressif.

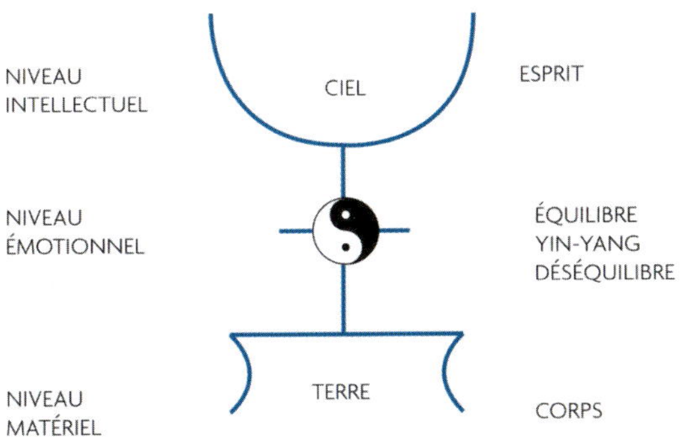

La loi des cinq éléments : *wu xing*

Le principe de l'évolution réside dans des transformations dans l'espace, le temps d'un mouvement cyclique. La traversée de l'énergie effectue son parcours vital du début à la fin du cycle des cinq éléments (Bois, Feu, Terre, Métal, Eau), lesquels positionnent l'ordre immuable de toutes les manifestations.
Voici l'exemple du cycle d'une journée, développant ses heures depuis le lever du soleil.
L'aube marque le premier cycle, la lumière au zénith le deuxième, la plénitude de l'après-midi le troisième, l'obscurcissement de la clarté en fin de journée le quatrième, enfin le coucher du soleil et la nuit le cinquième et dernier cycle, avant de tout reprendre dans le même ordre, et ce inlassablement.
Sans commencement ni achèvement, le Tao (l'énergie de l'univers) demeure à l'origine du développement des cycles, de leur mouvement et de leurs expressions.
Le yin, le yang et les cinq éléments établissent une relation constante afin d'assurer la continuité de l'énergie dans le juste équilibre.

LE CYCLE D'ENGENDREMENT

Le cycle d'engendrement exprime l'immuable transmission d'une énergie à une autre, formant à son tour le développement d'un état différent qui, en se transmettant, engendre une expression particulière.

→ Le Bois engendre le Feu : il faut en effet du bois pour alimenter le feu.

→ Le Feu engendre la Terre : les cendres du feu alimentent la terre.

→ La Terre engendre le Métal : les pierres sont une concrétisation de la terre.

→ Le Métal engendre l'Eau : le métal chauffé coule comme de l'eau.

→ L'Eau engendre le Bois : elle nourrit le bois pour permettre la pousse.

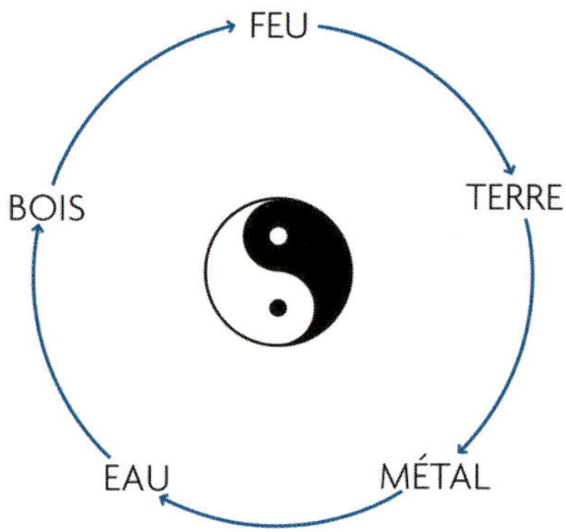

LE CYCLE DE CONTRÔLE

Si tous les éléments s'engendrent mutuellement, il leur faut un contrôle pour que règne l'équilibre.

→ Le Bois contrôle la Terre parce qu'il la couvre.

→ Le Feu contrôle le Métal parce qu'il le liquéfie.

→ La Terre contrôle l'Eau parce qu'elle l'absorbe.

→ L'Eau contrôle le Feu

parce qu'elle l'éteint.
→ Le Métal contrôle le Bois parce qu'il le coupe.
Le fonctionnement d'engendrement et de contrôle permet l'équilibrage du yin et du yang dans tous les aspects de la vie humaine - santé, sentiments, affaires -, et de la vie de la Nature dans son infinitude. Voici un exemple pour illustrer le cycle de contrôle : apparition et disparition d'un symptôme.
Si le *qi* (l'énergie) de la Terre est déficient dans l'organisme humain, le *qi* du Feu est atteint négativement comme tel est le cas lorsque le fonctionnement de la rate (cycle Terre) est faible. Le cœur (cycle Feu) manifeste alors des troubles du sommeil et de l'agitation nerveuse. Apparaissent une fatigue, des troubles digestifs, une diminution de l'appétit et une mémoire irrégulière. Il devient alors nécessaire de fortifier principalement la rate pour recharger son *qi*. Une fois le *qi* rétabli, les symptômes disparaissent.

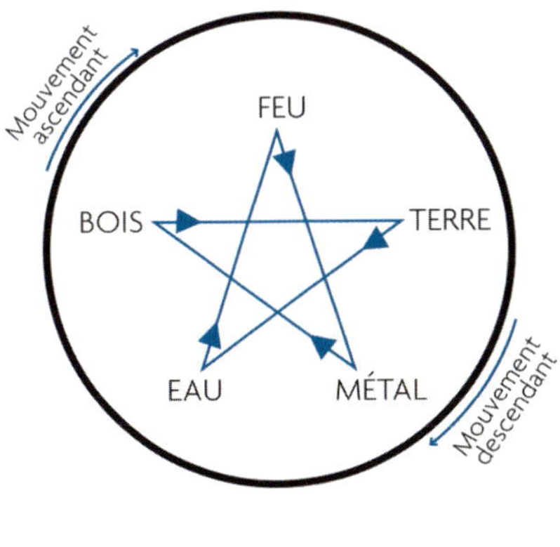

Les différentes formes d'énergie

Shen qi, l'énergie de l'esprit

L'esprit en chinois se dit *shen*. Shen qi se traduit donc par l'activité ou l'énergie de l'esprit. Le *shen* est la capacité de penser, le *shen qi* la capacité de fédérer les pensées. Le *shen* est un constituant du *qi*, car sans l'esprit, l'énergie serait incapable de se manifester dans le corps humain. L'esprit est donc le support du corps. Si la médecine occidentale différencie le corps de l'esprit, la médecine traditionnelle chinoise considère le shen en tant qu'organe immatériel de l'anatomie psychique de l'être humain avec autant de relation à la vitalité que le cœur ou n'importe quelle autre fonction vitale. Le *shen* est la force en soi, la puissance d'action, le stimulant indispensable à toute chose. Il influence le comportement du *qi*, il est le gouverneur de l'énergie, le désir de vivre, délivrant les réflexes inconscients pour maintenir la vie. Par exemple, une personne ne sachant pas nager tombe à l'eau ; instinctivement, elle repousse le fond d'un coup de pied qui la fait remonter à la surface. Le *shen qi* a bien tout pouvoir sur le corps L'étude du qi gong ne doit pas se limiter à la pratique d'exercices destinés à améliorer le fonctionnement corporel. Elle est le moyen d'accéder

à la dimension la plus vaste, la plus puissante et la plus profonde de l'être, celle de son esprit.
La raison pour laquelle le qi gong réunit tant d'intérêt autour de chaque déplacement, chaque posture, chaque souffle, est la mobilisation consciente du *shen qi*. L'exécution d'un ensemble de mouvements effectués sans intention précise accorde le simple bénéfice d'une quelconque gymnastique.
En revanche, l'esprit attaché au vécu/ressenti du corps qu'il anime renforce les capacités du pratiquant sur les plans physique, psychique et spirituel. Le qi gong permet de renforcer le qi (énergie vitale) pour mieux nourrir le *shen* (l'esprit).

Jing qi, l'énergie du corps

Les constituants corporels, ou plus exactement l'essence même du corps, se disent *jing* en chinois.
Le *shen* est l'esprit immatériel, le *jing* est la concrétisation de la forme dans son fonctionnement interne. On compte trois fonctions pour le *shen* :
→ la conscience et la pensée ;
→ le désir et les aspirations ;
→ les émotions.
Et trois autres pour le jing :
→ la protection, soit l'immunité ;
→ l'assimilation et la transformation nutritionnelle ;
→ l'élimination.
C'est grâce au *qi* que l'ensemble peut circuler, se reproduire, s'éliminer. Il ne faut pas oublier que c'est shen *qi* qui contrôle *jing qi* : toujours ce pouvoir de l'esprit sur le corps.

LES DIFFÉRENTES ÉNERGIES
Qi **= énergie vitale.**
Zhen qi **= énergie véritable.**
Zheng qi **= énergie droite - opposée à *xié qi*.**
Xié qi **= énergie perverse (microbes, pollutions, etc.).**
Shen qi **= énergie de l'esprit.**
Jing qi **= énergie du corps.**
Yuan qi **= énergie originelle (énergie ancestrale).**
Kong qi **= énergie de l'air absorbé.**
Gu qi **= énergie des aliments.**
Zhong qi **= énergie des mélanges (transformation des aliments en nutriments).**
Ying qi **= énergie nourricière.**
Wei qi **= énergie de défense (immunité).**

Les trois *dan tian*

La médecine chinoise localise trois endroits dans le corps où le *qi* se concentre particulièrement.
Le *dan tian* (ou champ [*dan*] de cinabre [*tian*]) représente une étendue énergétique puissante comme la vitalité qu'elle engendre.
En pratiquant le qi gong au *dan tian*, il est possible d'augmenter son énergie en prolongeant son espérance de vie.
1. Le *dan tian* inférieur se situe au centre du ventre se trouve le *dan tian* inférieur. La situation du *dan tian* inférieur est le premier repérage du *qi* effectué par les débutants en qi gong. Ce centre vital situé à

environ 3 cm sous le nombril, dans la profondeur du ventre, est l'un des points de concentration les plus importants. Le *dan tian* inférieur rassemble le *qi* originel (*yuan qi*), la vitalité de base - en partie héréditaire -, qui réside dans la zone des reins et des organes génitaux.

2. Le *dan tian* médian se situe au centre du cœur.

3. Le *dan tian* supérieur se situe au centre du cerveau.

Le rôle de la respiration

Le souffle est le moteur de la vie et la fonction respiratoire s'exécute automatiquement, sans que nous ayons à y penser. Pourtant, le stress, la précipitation, les efforts violents ou, au contraire, la paresse et l'inertie, agissent négativement sur elle.

La pratique du qi gong enseigne l'art et la science respiratoire. Un art, parce qu'il s'agit d'entrer en relation avec l'élément le plus subtil en soi ; une science, parce que le cerveau humain a la capacité d'agir sur ses propres fonctions.

La culture de la respiration qi gong régularise le volume et le rythme du souffle qui se détend, se ralentit et s'approfondit. Les muscles se relâchent, les nerfs se dénouent, la cage thoracique s'ouvre, rendant sa liberté au mouvement du diaphragme, et donc au passage du souffle. N'ayant plus de supports, les tensions lâchent prise en dégageant le corps et le cœur des contraintes physiques et émotionnelles.

Avec la thérapie respiratoire, il n'est pas rare de voir des douleurs corporelles s'effacer comme par enchantement.

Sur le plan spirituel, la technique intervient en favorisant l'abandon des pressions internes - telles que la jalousie, la colère, le ressentiment ou la haine - pour céder la place à la paix de l'esprit, au pardon et à la joie de s'employer à progresser.

En se renforçant, la concentration et la mémorisation deviennent des aides appréciables. Le qi gong accorde la priorité à l'application de la respiration.

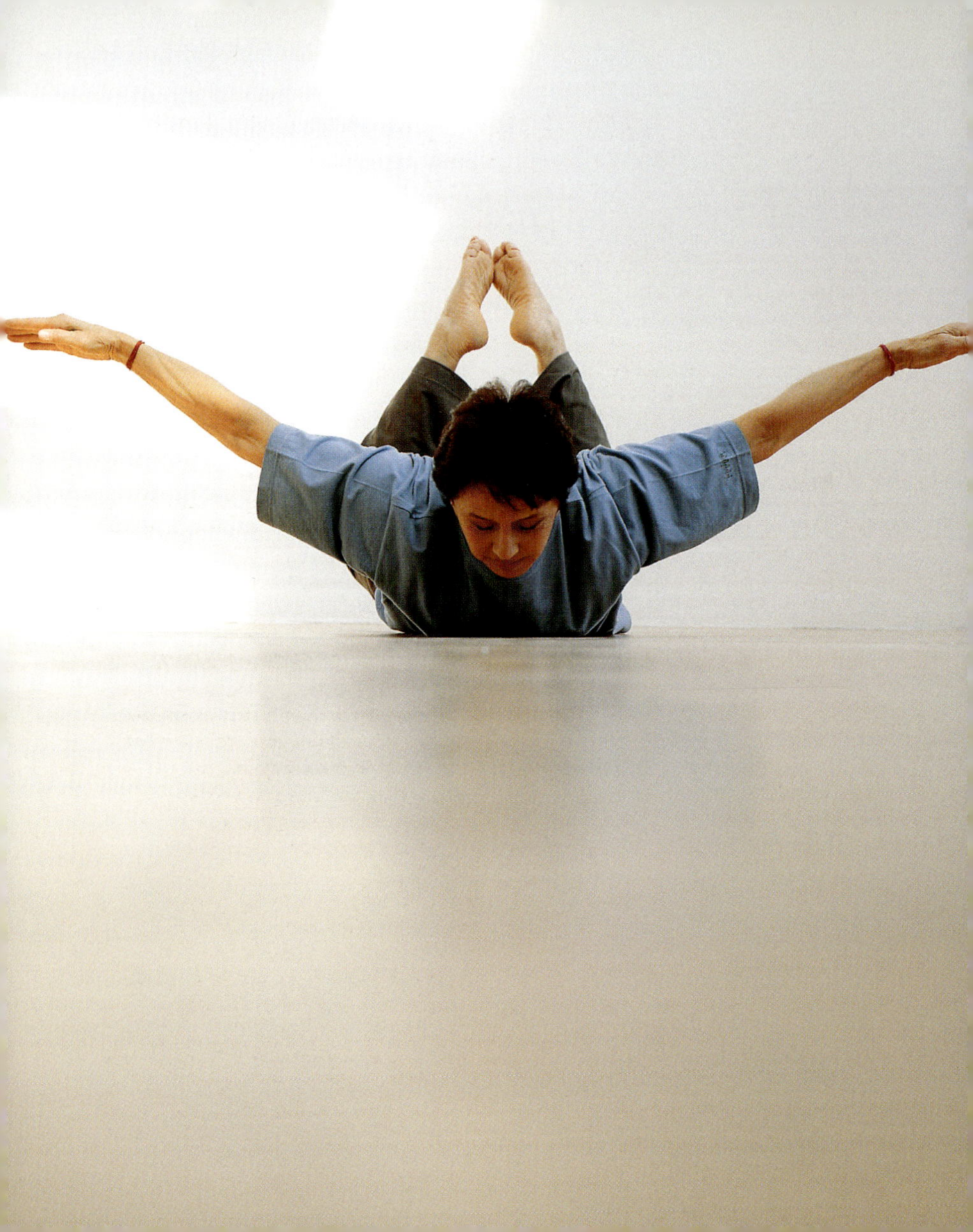

LES FONDEMENTS DU QI GONG

Les fondements du qi gong prennent leurs racines dans les premiers enseignements délivrés par transmission orale, il y a plus de 3 000 ans, et consignés dans le premier livre de sagesse du monde, appelé le *I Jing* (prononcez « yi tching »).

Le Tao et son mouvement yin et yang

Le taoïsme est l'une des plus anciennes connaissances philosophiques chinoises.
Imprégnées des mouvements de la Terre, du cosmos et de toutes les manifestations de la vie, la perception intuitive et l'observation constante des sages taoïstes inspirèrent le symbole du Tao (« la Voie »).
Le Tao est l'éternel chemin parcouru par les êtres, emprunté par les saisons, renouvelé par la nature de toute chose. La Voie, le Chemin, ou encore le Tao, établissent les lois naturelles au travers des échanges yin/yang dans le parcours cyclique des cinq éléments.

Médecine traditionnelle et qi gong

L'étude du qi gong relève de la compréhension des données physiologiques, psychologiques et philosophiques selon la tradition millénaire chinoise. C'est la raison pour laquelle médecine traditionnelle et qi gong sont inséparables et complémentaires. L'énergie (le *qi*) d'une personne est simultanément stimulée par le souffle, le mouvement corporel associé au mental, la place occupée dans l'espace de son existence, les relations avec son entourage, son habitat et son environnement, ainsi que les procédés d'acupuncture, les soins médicaux et l'alimentation dont elle bénéficie.

LA MÉDECINE ÉNERGÉTIQUE CHINOISE

Parce qu'elle est avant tout préventive, la médecine énergétique chinoise est une thérapeutique d'avenir.
Médecine à part entière, elle se divise en quatre branches :
- **→ la pharmacopée,**
- **→ l'acupuncture (qui englobe les massages et les manipulations),**
- **→ la psychothérapie,**
- **→ les méthodes dites « d'entretien de la vie » comprenant, pour le corps, la gymnastique chinoise, le qi gong, la diététique et ses principes nutritionnels, pour l'esprit, la méditation et les enseignements spirituels.**

La médecine traditionnelle chinoise permet de traiter les maladies à leur

source, grâce aux moyens multiples dont elle dispose. L'énergie (le *qi*) emprunte des voies à l'intérieur du corps ; le trajet peut être superficiel - sous la peau et en relation directe avec les points d'acupuncture - et profond - relié à chaque organe. Ces chemins internes sont les méridiens (jing mai). Cette appellation remonte au XVIIe siècle, en analogie avec les traits parcourant les mappemondes.

Certaines pratiques de qi gong mettent le corps en relation avec la perception du travail d'un méridien choisi, au moyen de mouvements très précis ; l'esprit est alors concentré sur la visualisation du qi parcourant la voie empruntée au cours de l'exercice.

Tout ce qui circule dans le corps suit le trajet des méridiens dont le rôle est avant tout circulatoire - les voies de circulation servent à relier un point à un autre (un organe à un autre).

Le sang, la lymphe, tous les liquides corporels et le qi procèdent du même système de circulation. Or les maladies pénètrent toujours par l'intermédiaire des voies circulatoires.

L'action du qi gong sur l'énergie du corps et de l'esprit détient une influence sur l'action de la circulation.

L'ACUPUNCTURE

Pointes de silex ou os finement aiguisés, les petites aiguilles d'acupuncture ont existé sous plusieurs formes avant de devenir ce qu'elles sont aujourd'hui. Malgré les preuves de fiabilité produites par l'engagement individuel de chercheurs et médecins qualifiés, on peut déplorer la lenteur d'appréciation des autorités médicales. Depuis 1960, on voit se renforcer l'approbation pour cette thérapeutique millénaire. À ce jour, les universités françaises sous tutelle de l'État délivrent un diplôme d'acupuncture réservé aux seuls médecins.

La complexité de la médecine traditionnelle chinoise est telle qu'il ne saurait être sérieux de négliger les quinze ans d'études imposées en Chine pour former un acupuncteur.

L'influence bouddhiste

C'est au VIe siècle qu'un moine indien, nommé Bodhidarma, s'installât en Chine, au temple de Shaolin, pour entamer un cycle de méditation qui devait durer 9 ans. Confronté à toutes sortes de difficultés, il dut se préserver du froid, de la faim, des animaux sauvages et de lui-même face à sa peur et ses angoisses.Imprégné des principes alchimistes taoïstes, il créa en complément de sa méditation un enchaînement d'exercices corporels qui lui donna la force physique et l'endurance nécessaires à sa survie. De retour à la vie extérieure, il accepta quelques disciples auxquels il transmit sa méthode ainsi que ses enseignements spirituels. L'école du bouddhisme Chan venait d'être fondée. Depuis, elle ne cesse d'évoluer, perfectionnée par les moines du temple de Shaolin, désormais

célèbres dans le monde entier.
L'enseignement du qi gong selon les pratiques bouddhiques insiste sur le caractère intemporel de l'esprit, porteur d'une trame de conscience qu'il est possible de transformer. L'esprit tourné vers sa profondeur observe ses moindres gestes pour en trouver les causes génératrices d'effets, qu'il devient progressivement en mesure de contrôler.
Cette expérience intérieure permet au pratiquant de connaître les raisons véritables de ses comportements et de ne plus en être victime.

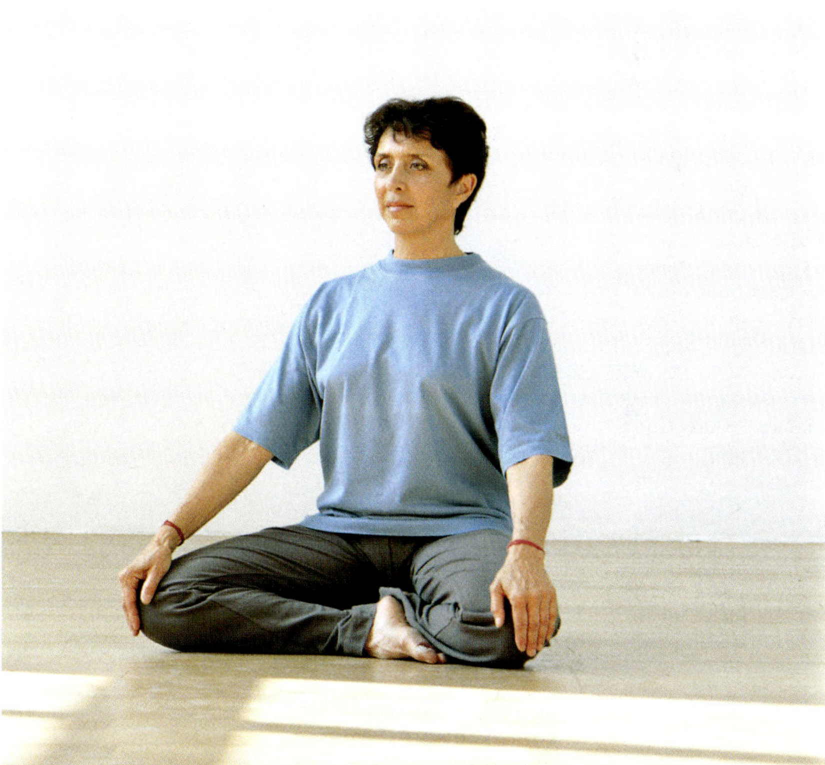

PRATIQUER LE QI GONG

Il existe différentes formes de qi gong regroupées sous le titre générique de « qi gong de l'entretien de la vie ». Quelle que soit leur forme, ils participent activement à la prévention et au maintien d'une bonne condition physique, d'un équilibre psychologique, d'un développement créatif et d'une évolution de la conscience.

La prévention et le maintien d'une bonne condition physique

La méthode Véda qi gong enseignée dans ce livre offre à ses pratiquants la possibilité de s'épanouir dans toutes les dimensions de leur être.
Le mouvement conscient, lent et profond de la gymnastique chinoise, les propriétés curatives de la culture du calme et de l'extension respiratoire, l'expression artistique accessible à tous, développent la créativité et la confiance en soi ; le rééquilibrage émotionnel et l'ouverture spirituelle s'expriment au travers du corps et de son fonctionnement.
La méthode Véda qi gong permet de calquer, comprendre et adapter les mouvements corporels et mentaux aux comportements de tous les jours. Après la pratique, chacun reprend son rythme, nanti d'un outil de force et d'équilibre forgé par l'exercice.

Comment pratiquer le qi gong ?

Pour bien pratiquer, il faut se dépouiller des préjugés concernant le manque de temps ou de moyens, les questions d'âge ou l'inquiétude devant un engagement. Le qi gong est en effet une pratique de vie très simple, son enseignement est à la portée de tous.
En revanche, l'application et la persévérance sont deux qualités nécessaires. Inutile de s'illusionner, rien n'arrive jamais par hasard, et lorsque l'on souhaite tout améliorer, il faut soi-même s'y employer.

↘ Le bon moment

Les meilleurs moments pour pratiquer sont le matin – avant ou après le petit déjeuner selon les personnes –, l'après-midi en tant que pause nécessaire, sorte de trêve entre les préoccupations et les agitations, et le soir au coucher, pour vous assurer un sommeil réparateur. Le qi gong est un rendez-vous intime entre votre monde habituel et votre univers intérieur rempli d'un espace de paix infini.
La fréquence de l'entraînement dépend de la motivation.
Dans l'idéal, deux pratiques

hebdomadaires avec un professeur permettent une étude sérieuse favorisant un entretien personnel au quotidien.

↘ La tenue

Nul besoin de respecter une mode vestimentaire pour vous exercer au qi gong. Le port de vêtements souples et confortables vous assurera une pratique sans contraintes, « naturelle ».
Pieds nus ou revêtus d'une paire de chaussettes, vos pieds doivent être en contact avec le sol, condition indispensable à la pratique en intérieur.
Mais les conditions idéales ne sont pas toujours réunies et rien ne doit vous empêcher de pratiquer.

↘ Les accessoires

Se suffisant à elle-même, la pratique n'exige aucun matériel, si ce n'est un petit tapis pour vous allonger et un zafu (petit coussin japonais) pour vous asseoir. Dans certains cas, vous utiliserez une chaise.
Peu habitués à s'intérioriser, les débutants doivent éloigner toute source de bruit et de distraction. Si vous êtes de ceux-là, coupez votre téléphone et faites en sorte de ne pas être dérangé pendant le temps qui vous est réservé.

LE LIVRE

La pensée chinoise est bien trop vaste, trop imagée et sans doute trop profonde pour être abordée avec insouciance et facilité. Ce livre sera votre initiateur et interprète, professeur et fidèle ami, pour vous accompagner dans votre démarche. Motivé par la lecture, encouragé par les premiers résultats bienfaisants, vous pourrez vous mettre, si vous le souhaitez, en quête d'un bon instructeur... sans vous fier aux apparences et en testant plusieurs fois pour ne pas vous tromper. Outre le fait d'avoir perdu votre temps (et votre argent), vous pourriez suivre une méthode incorrecte reposant sur des bases incertaines, susceptible de rompre votre équilibre peut-être déjà fragilisé.

QUESTIONS/RÉPONSES

« J'ai très vite chaud lorsque je pratique, est-ce normal ? À d'autres moments, je ressens comme des picotements électriques au bout des doigts. Enfin, la pratique me fait beaucoup transpirer. »

Lorsque la sensation de chaleur est intense, elle indique une trop forte élévation de l'énergie yang. Comme les flammes d'un feu qui s'élèvent trop haut, cela montre que le qi va trop vite. Il faut alors le ralentir en transformant son mouvement. Les sensations de picotements indiquent que le qi est bien réparti dans les extrémités, cette sensation est donc toujours très favorable.

« Comment faire pour calmer les pensées qui se bousculent dès que j'essaie de me concentrer ? »

Liées à la respiration, les pensées se calmeront dans la mesure où vous étirerez votre souffle.

La première chose à faire est de penser à votre respiration en suivant le mouvement de vos inspirs/expirs. Ensuite et progressivement, ralentissez le rythme tout en allongeant le parcours du souffle. En étant seulement attentif à ce que vous faites, vos pensées s'absorberont dans la contemplation de la respiration qui, en devenant régulière et paisible, vous fera accéder au calme mental.

« Certains mouvements involontaires font parfois bouger ou trembler le corps. Que faut-il en conclure ? »

Des tremblements, balancements et autres secousses peuvent se produire spontanément chez les pratiquants avancés. Ils indiquent la présence abondante et dynamique du *qi* qui se répartit dans les plus petits recoins corporels. Le flux du *qi*, plus conséquent qu'à l'ordinaire, traverse des zones inhabituelles, provoquant ces réactions. Dans ce cas, il n'y a pas lieu de s'en étonner ni de s'en inquiéter.

En revanche, s'il existe des tensions musculaires, des contractions ou des crampes, elles illustrent un entraînement inadéquat ou trop poussé qui bloque la circulation fluide du *qi*. Il faut alors interrompre la séance et pratiquer une relaxation avant de la reprendre.

« La pratique du qi gong rend-elle insomniaque ? »

Absolument pas, bien au contraire. Cependant, les débutants ou les personnes qui s'entraînent par intermittence peuvent ressentir beaucoup d'énergie, estompant leur envie de dormir.

Rassurez-vous,
cet état n'est pas durable, il s'effacera rapidement et ne résistera pas à une pratique régulière.

« Les exercices respiratoires me font tourner la tête, si fort que je suis obligé de m'asseoir si je ne veux pas me trouver mal. Quelle en est la raison ? »
Le manque d'habitude à l'entraînement respiratoire provoque souvent des troubles plus ou moins importants, principalement chez les débutants. Absorber une trop grande quantité d'air pendant l'inspiration gêne sa ventilation et concentre trop d'oxygène dans le cerveau, responsable du malaise. Par ailleurs, un mental agité perturbe la respiration et déséquilibre le flux du qi, vous pouvez ressentir des vertiges et des nausées, avoir une transpiration abondante et l'impression que l'énergie quitte le corps par le bas. Dans tous les cas, il ne sert à rien de résister, mieux vaut s'asseoir ou s'allonger et attendre que cela passe. Ces problèmes cesseront avec la pratique.

« Y a-t-il un âge limite à la pratique ? »
Il est préférable d'attendre que le corps soit formé avant de pratiquer très régulièrement le qi gong. Il n'existe ensuite plus d'âge limite.

« Qui peut enseigner ? Comment choisir la meilleure forme de qi gong ? »
Toutes les personnes ayant suffisamment étudié les différentes formes de qi gong et les ayant appliquées par elles-mêmes peuvent enseigner le qi gong. Dans leur bagage, elles doivent également disposer d'un cursus en médecine traditionnelle chinoise. Pour enseigner correctement, il faut soit être acupuncteur formé au qi gong, soit posséder une solide formation délivrée par une école traditionnelle.

« Le qi gong guérit-il les maladies ? »
En rétablissant le flux libre de l'énergie dans le corps, le qi gong participe à la dissolution des perturbations internes, telles que blocages ou accumulations entravant la circulation du *qi*. On a vu que l'énergie est en relation avec les pensées et les émotions, l'action respiratoire et l'alimentation sont sous l'influence indiscutable du mode de vie. Il est donc nécessaire de réguler l'ensemble de ces éléments pour que le qi gong puisse devenir un des facteurs déclenchants de la guérison.

« La philosophie du qi gong dit qu'il ne faut pas vouloir atteindre un but. Pourquoi ? »
Parce qu'en exprimant un but, vous édifiez une limite, parce qu'en attente de quelque chose, vous bouchez le passage à une autre, peut-être bien meilleure pour vous, et surtout parce que d'un point de vue philosophique, le désir exerce une pression qui engendre l'insatisfaction.

LES PRATIQUES

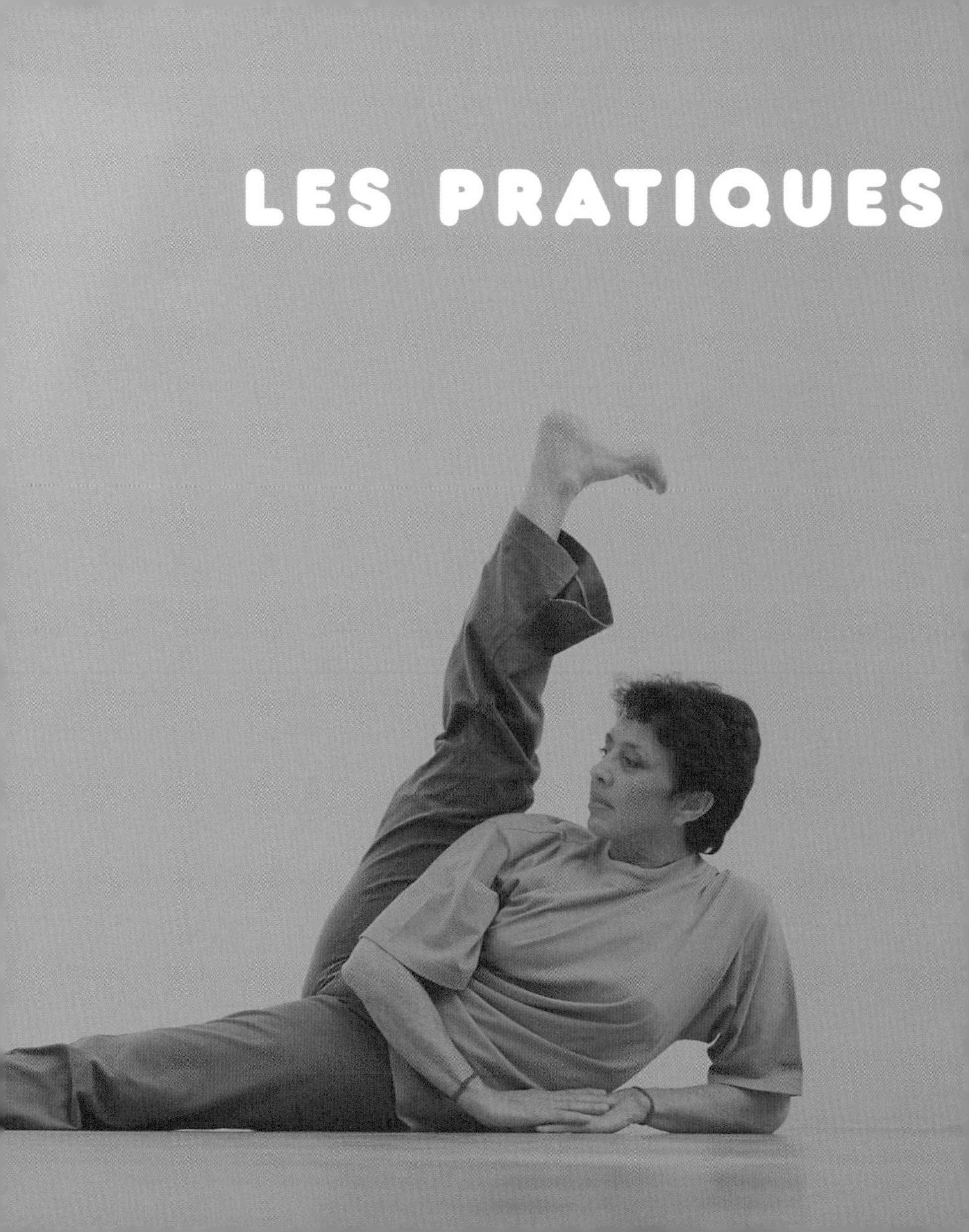

NO STRESS

QI GONG D'ENTRETIEN AU QUOTIDIEN

QI GONG DE L'ALCHIMIE DE L'ÉNERGIE

Voici l'exercice à partir duquel tout débutant doit entreprendre son expérience du qi gong.

→ Commencez par préparer l'arrivée du calme en vous asseyant confortablement sur une chaise ou à même le sol sur un zafu (petit coussin conçu pour la pratique).

→ Effectuez une série de respirations profondes et lentes en restant attentif au parcours du souffle en vous : entrée (inspir) et sortie (expir). Lorsque, parvenu à un état tranquille, vous êtes en mesure de sentir et visualiser le *qi* circulant dans votre être et dans vos organes, l'alchimie de l'énergie commence.

→ Conservez une respiration naturelle tout en portant votre attention à l'intérieur de votre ventre. Votre posture assise doit être maintenue droite, sans tension, sans contraction.

→ Inspirez en dirigeant le souffle absorbé au-dessous du nombril ; voyez le souffle pénétrer dans le dan tian inférieur, au centre de l'abdomen.

→ Expirez, le souffle se mêle au *qi* et, à partir de cet endroit, diffuse son énergie vitale dans vos organes.

→ Restez quelques instants à l'œuvre de cette pratique, conscient du travail qui s'opère. En concentrant votre esprit dans le prolongement du souffle dirigé, vous pouvez être sûr d'avoir une incidence très bénéfique sur votre santé.

CONSEIL

Dan signifie « cinabre », tian « champ ».
Le *dan tian* inférieur est une station géographique dans le corps située entre le ventre et les reins.
Appelé également « champ de cinabre », il s'agit d'un centre énergétique couramment exploité en qi gong pour la puissante vitalité qu'il engendre.
On distingue trois *dan tian* :
- au centre du ventre, le *dan tian* inférieur,
- dans la région du cœur, le *dan tian* médian,
- et au centre du cerveau, le *dan tian* supérieur.
Le *dan tian* inférieur est positionné à environ 3 centimètres sous le nombril. Il est l'un des points de concentration les plus importants.
La pratique du qi gong au *dan tian* (alchimie de l'énergie) permet d'augmenter le qi tout en le rassemblant durablement dans le corps

REMPLIR LE RÉSERVOIR ÉNERGÉTIQUE

La respiration abdominale est tout simplement naturelle. Elle est celle qui convient le mieux à la bonne répartition du qi dans l'organisme.

→ Debout, les bras le long du corps, les pieds parallèles séparés de la largeur des épaules, inspirez en arrondissant les bras réunis devant vous à hauteur de la taille, les paumes face au corps pour décrire une boucle enroulée devant le ventre. 1
→ Expirez en ouvrant les bras de chaque côté, les paumes repoussent l'espace. 2
→ Laissez les paumes revenir se placer en bas du ventre pour reprendre le premier mouvement.
→ Pratiquez lentement dix fois de suite.

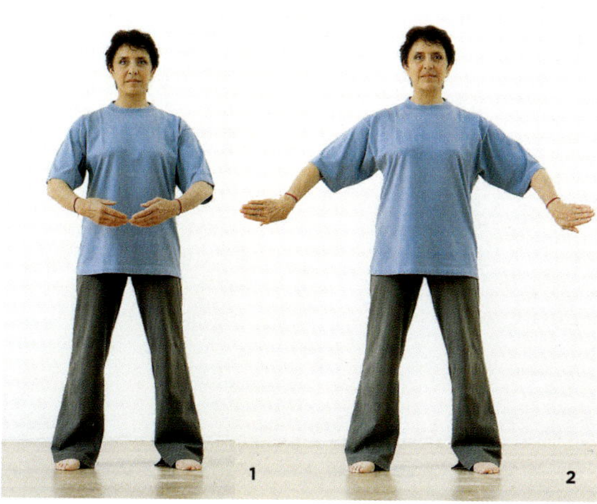

1 2

EFFETS

Sentez une douce chaleur bénéfique se rassembler progressivement à l'intérieur du ventre et de vos mains. Vous aurez les heures suivantes un surcroît d'énergie positive.

CONSEIL

Accordez bien la durée du souffle au geste en boucle devant le ventre et à celui de l'ouverture sur les côtés.

DÉMARRER LA JOURNÉE EN FORCE ET EN BEAUTÉ

Si vous sentez la lassitude vous envahir dès le réveil, ne vous laissez pas faire, réagissez ! Pour recharger vos énergies, le qi gong vous apprend à vous brancher sur le *qi* de la Terre et du Ciel.

→ Accroupissez-vous en appliquant la paume des mains contre le sol, les bras à l'extérieur des jambes. Inspirez le *qi* de la Terre, expirez votre énergie dans le sol qui l'accueille et la transforme en *qi* fort et pur de la Terre. **1**
→ Inspirez cette force et expirez vos faiblesses, dix fois de suite, lentement et profondément.
→ Puis redressez-vous dans l'espace, jambes et bras largement ouverts. **2**
→ Inspirez le *qi* du Ciel au travers des paumes tournées vers lui.
→ Expirez en répandant le *qi* dans tout l'espace de votre corps, cinq fois de suite.

EFFETS INTERNES

Le puissant brassage respiratoire occasionné par le maintien de la première posture engage un massage interne des organes abdominaux. Indiqué en cas de constipation chronique et de difficultés digestives, cet exercice est une grande aide au quotidien. Le redressement de la seconde attitude relance positivement l'énergie circulatoire.

EFFETS EXTERNES

Une sensation de force et de légèreté est l'aboutissement de ce qi gong à l'effet dynamisant.

Pratique mentale associée à l'exercice
La Terre émet des vibrations dont le courant ascendant interpénètre le corps humain. Dans la posture accroupie, visualisez un flot d'énergie pure remontant à l'intérieur de votre corps sous forme d'une lumière vivante, de couleur rouge orangé. La force vitale en provenance de la Terre est ainsi rapidement absorbée par vos cellules. Le Ciel émet des vibrations cosmiques dont le courant descendant interpénètre le corps humain, croisant ainsi le courant ascendant. Debout, corps et esprit ouverts au *qi* du Ciel, sentez descendre en vous depuis le sommet de votre crâne un flot d'énergie pure sous forme d'un rayon de lumière ultrasensible, couleur bleu électrique. La splendeur vivante du *qi* céleste régénère et purifie l'ensemble de votre être.

CONSEILS

Prenez le temps de respirer lentement et profondément. Évitez de vous redresser trop rapidement. Rendez votre mouvement conscient. Une concentration appliquée sur la perception du *qi* en vous porte toujours le fruit d'une belle expérience.

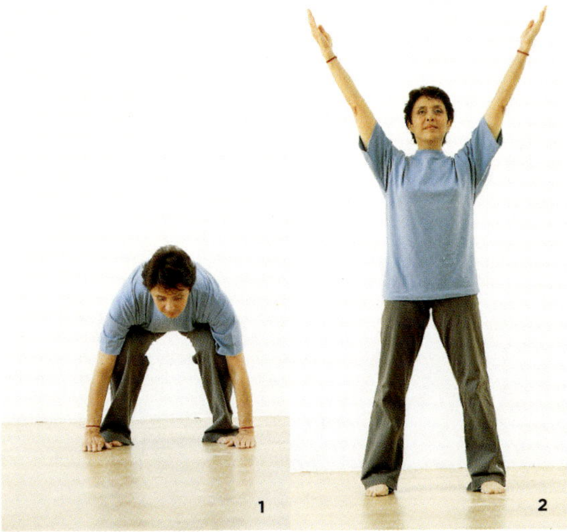

QI GONG RAPIDE

Voici un qi gong à effet immédiat, d'autant plus bénéfique que vous n'attendrez pas que s'en manifeste le besoin pour vous y exercer.

Former le point d'ancrage

Debout, les jambes ouvertes de la largeur de vos épaules, les pieds parallèles, l'arrière des genoux souple, les avant-bras décollés des flancs, réunissez les mains, posées l'une au-dessus de l'autre contre le centre de votre ventre (*dan tian* inférieur). [1]

→ Inspirez, expirez, puis inspirez et gardez votre souffle immobile le temps d'appuyer, légèrement et très rapidement, avec vos mains appuyées sur le ventre, comme si vous vouliez faire vibrer votre *dan tian*.

→ Reprenez votre souffle en expirant, inspirez et recommencez le tout trois fois de suite en concentrant votre attention sur le centre de votre ventre.

EFFETS INTERNES

La concentration du qi au dan tian rassemble l'énergie dans votre centre de gravité. La mise en circulation énergétique d'un côté et de l'autre stabilise les repères de votre corps dans l'espace, tandis que le parcours médian équilibre l'ensemble.

Prendre conscience des côtés droit et gauche de votre corps

Laissez la main gauche posée sur votre ventre et libérez le bras droit sur le côté droit. Inspirez

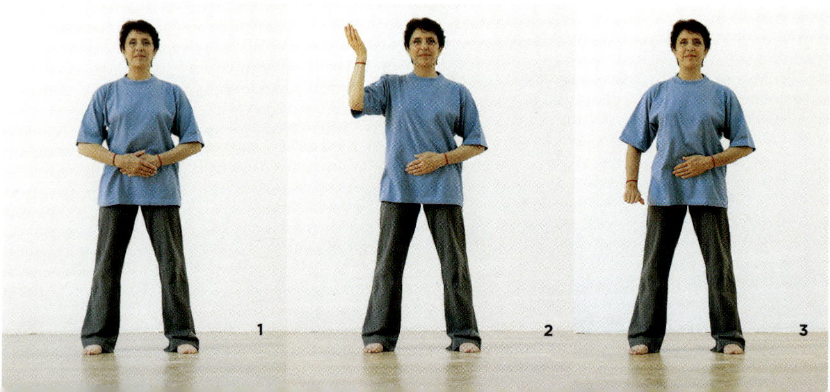

comme pour prendre l'élan de votre souffle dans le centre du *dan tian*, et, lorsque vous expirez, remontez la main droite, paume tournée vers le ciel en longeant (sans le toucher) le côté droit de votre corps jusqu'à la tête, sans la dépasser. [2]

→ Inspirez et descendez le bras et la main droite, paume tournée vers la terre, en suivant de très près le côté droit du corps, sans le toucher toutefois. [3]

→ Sans marquer d'arrêt, reprenez lentement les mêmes allers et retours sur le même côté, quatre fois de suite. Le souffle et le mouvement sont liés, aucun des deux ne précède l'autre.

→ Le parcours accompli, remplacez la main gauche posée sur le ventre pour libérer le bras sur le côté gauche tout en posant votre main droite sur le ventre.

→ Reprenez le même mouvement à gauche.

Unifier le yin et le yang

→ Réunissez à nouveau les mains au centre de votre ventre pour inspirer. [4]

→ À l'expiration, remontez-les ensemble le long de la ligne médiane du buste jusqu'au visage pour descendre à l'inspiration jusqu'au pubis. Parcourez ce chemin quatre fois. [5]

→ Terminez la pratique en descendant les bras mains séparées, paumes vers le sol, comme pour pousser le souffle expiré à l'intérieur de la terre. [6]

EFFET EXTERNE

Sentez la chaleur dans vos mains et dans le centre du ventre, signe d'un accroissement d'énergie dynamique partout en vous.

CONSEILS

Après l'entraînement, vous vous sentirez très en forme, plus sûr de vous. Mais ne brûlez pas les étapes. Votre souffle a besoin d'être conduit avec précaution pour pouvoir prendre de l'endurance et de l'extension.

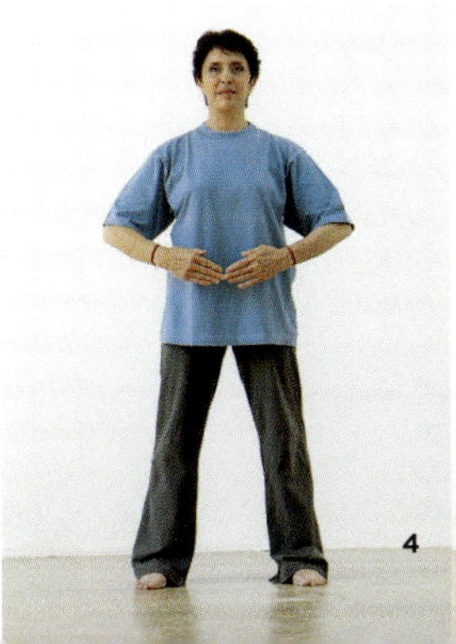

4

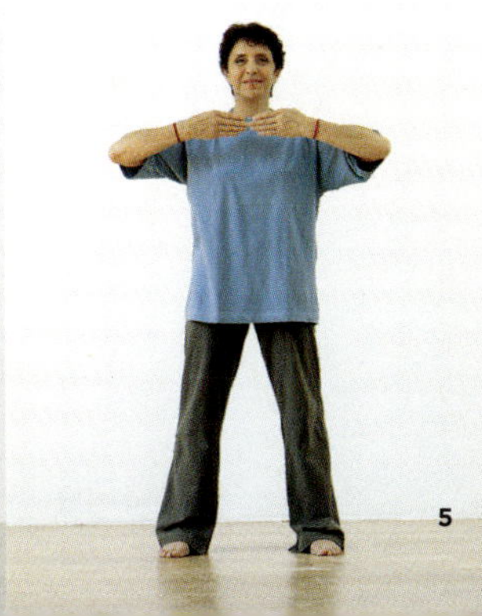

5

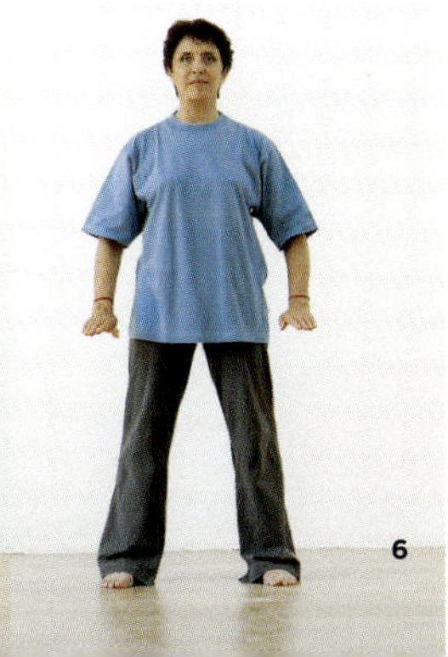

6

NO STRESS

QI GONG THÉMATIQUE

QI GONG DE LONGÉVITÉ

Il s'agit d'une respiration taoïste pour développer le souffle et préserver la vie. La respiration par les talons est une pratique ancestrale cultivée dans le but de préserver *yuan qi*, l'énergie ancestrale.

Habitués à respirer chichement, les aspirants au bien-être ont souvent des difficultés à obtenir un souffle plus étendu et régulier. Les sages taoïstes affirmaient « qu'un petit souffle court abrégeait plus sûrement l'existence qu'une vie passée à travailler durement dans les champs ». Ils insistaient sur la pratique de la respiration par les talons pour jouir d'une bonne santé et atteindre un âge avancé.

→ Placez-vous debout, les pieds parallèles, les jambes ouvertes de la largeur des épaules. **1**
→ Maintenez une souplesse à l'arrière des genoux tout en gardant les jambes tendues.
→ Détendez la région du bassin comme si vous alliez vous asseoir. Les épaules souples et dégagées, le dos droit sans rigidité, laissez pendre les bras naturellement de chaque côté.
→ Prenez l'élan de votre souffle en inspirant depuis vos talons que vous pressez sur le sol et en élevant les bras devant la poitrine tandis que le souffle remonte lentement jusqu'au sommet du crâne.
→ Expirez en fléchissant les genoux et en descendant les bras pour accompagner le souffle jusque dans les talons. **2**
→ Pratiquez cinq fois de suite, cinq fois par jour : au réveil, à midi, l'après-midi, en soirée et au coucher.

PRATIQUE MENTALE ASSOCIÉE À L'EXERCICE

**La Terre respire sous la plante de vos pieds, elle est remplie de force et d'énergie.
Vos talons inspirent le souffle revitalisant de la Terre qui élance sa force dans tout votre corps pendant que vos bras s'élèvent devant la poitrine. L'expiration libère un flot d'énergie nouvelle, tout en rejoignant vos talons.**

EFFETS

Régulièrement utilisée, la respiration par les talons raffermit votre énergie, même si elle était déficiente. Elle favorise la détente générale du corps et de l'esprit en développant votre amplitude respiratoire. Mais souvenez-vous, ne forcez pas votre souffle, entraînez-vous progressivement.

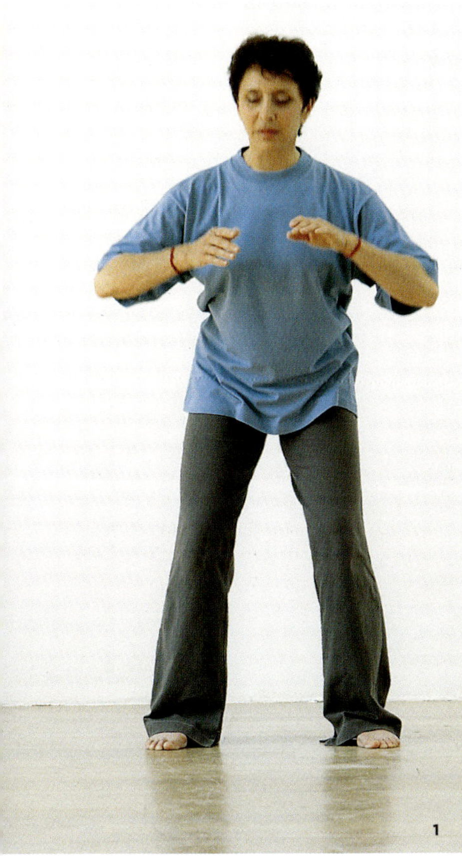

1

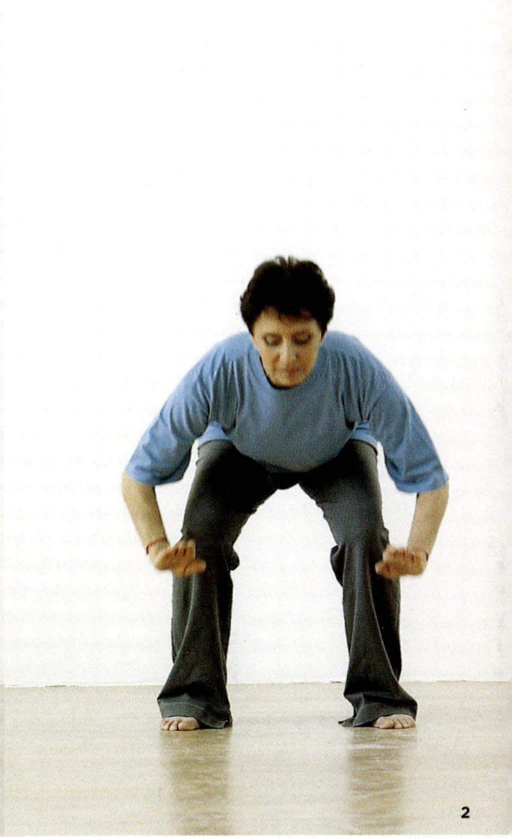

2

QI GONG DE LA TORTUE : EXERCICE DE LONGUE VIE

Les exercices de longue vie vous proposent de stimuler vos énergies fonctionnelles en assouplissant les muscles et en renforçant les os. Cet entraînement complet apporte le calme et la sérénité dont chacun a besoin.

Pour entretenir leur corps, les Occidentaux ont pour habitude de pratiquer un sport - gym, danse ou seulement quelques instants de marche quotidienne. Le fait de cultiver une agréable silhouette, de s'assouplir et de se tonifier classe cette activité dans la catégorie des exercices externes qui procurent une belle apparence, un bien-être de surface.
Les exercices de longue vie sont faciles et pratiques. Tout le monde peut les utiliser, il n'y a pas de contre-indication.

→ Asseyez-vous confortablement, en gardant le dos droit. **1**
→ Vos bras sont allongés et reposent sur vos cuisses, les poings fermés sur les pouces repliés à l'intérieur des paumes.
→ Inspirez en étirant le sommet du crâne vers le ciel et basculez doucement la tête en avant. Soyez attentif à l'étirement de la nuque vers le haut et des épaules vers le bas. **2**
→ Puis expirez en redressant le menton pointé vers le ciel. **3**
→ Levez les épaules en les haussant le plus possible. Soyez attentif à l'étirement de votre cou.
→ Pratiquez une dizaine de fois, deux fois par jour minimum (le matin et le soir), sans forcer.

CONSEIL

Bien qu'il soit indiqué de pratiquer le qi gong à n'importe quel moment de l'existence, celui de la tortue est particulièrement recommandé à partir de 50 ans, et bien au-delà.

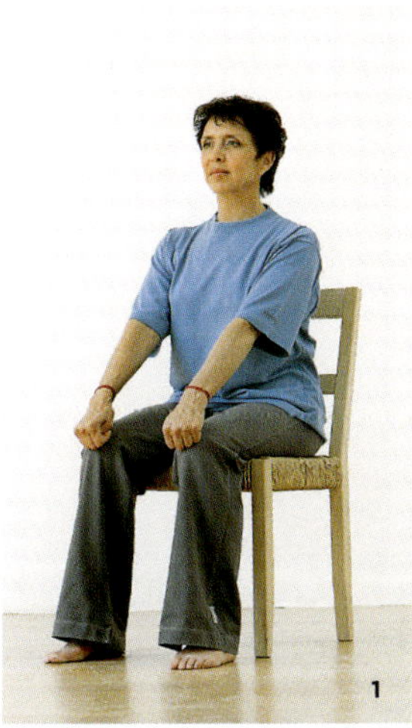

1

EFFETS INTERNES

Le cou forme un relais entre le cerveau et la diffusion de ses informations dans le système nerveux central. Le qi gong de la tortue permet d'exercer un contrôle sur l'ensemble des nerfs.
Cette pratique est recommandée aux personnes fatiguées, souffrant de douleurs cervicales et dorsales, mais aussi à tous ceux qui se sentent « au bout du rouleau ».
Cet exercice apaise les nerfs et relance l'énergie et le sang dans le cerveau. Le moral s'améliore et se stabilise.

EFFETS EXTERNES

Ce qi gong améliore la mobilité de la nuque et du cou.

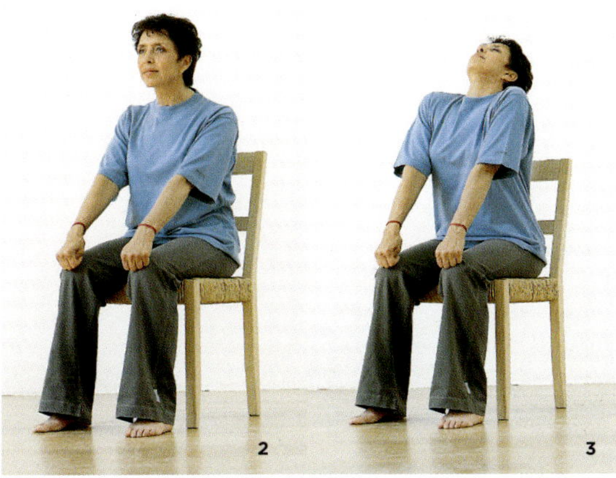

2 3

QI GONG DU DRAGON

Il s'agit d'un qi gong d'amincissement. Pas plus que la gymnastique, le qi gong à lui seul ne peut vous faire maigrir. En revanche, et à la différence des mouvements gymniques agissant sur l'apparence extérieure du corps, les exercices internes vous aident à réaliser votre projet minceur.

Grâce à son pouvoir d'action sur les organes dont dépend votre métabolisme, le qi gong stimule les échanges organiques et énergétiques en équilibrant les fonctions glandulaires. Apprenez ce qi gong en tenant compte de votre capacité à vous y exercer. Il vaut mieux cheminer lentement et avancer en toute sécurité. Lorsque vous serez capable d'enchaîner les mouvements physiques et respiratoires sans fatigue, alors vous aurez gagné un passeport pour la réussite !

LES DIX RÈGLES D'UN BON ENTRETIEN NUTRITIONNEL

1. Réduire sa consommation, moins remplir son assiette.
2. Prendre trois repas par jour à heures régulières, sans aucun grignotage dans les intervalles.
3. Boire souvent entre les repas : eau, tisanes, thé vert et thé rouge.
4. Manger lentement et bien mastiquer.
5. Privilégier les produits frais, user et abuser des légumes et des fruits de saison.
6. Équilibrer son alimentation entre protéines végétales : soja, légumineuses, et céréales – quinoa, riz complet, épeautre, sarrasin, etc.
7. Réduire la consommation de viandes rouges. Préférer les poissons de mers froides riches en oméga-3.
8. Proscrire les apéritifs, les boissons alcoolisées et les sodas.
9. Prendre ses repas au calme en laissant de côté les préoccupations pour mieux apprécier ce que l'on mange.
10. Favoriser la digestion en prenant l'habitude de faire une petite promenade après chaque repas.

→ Debout, jambes réunies, joignez les mains devant la poitrine, coudes et avant-bras soutenus, en inspirant par le nez. 1

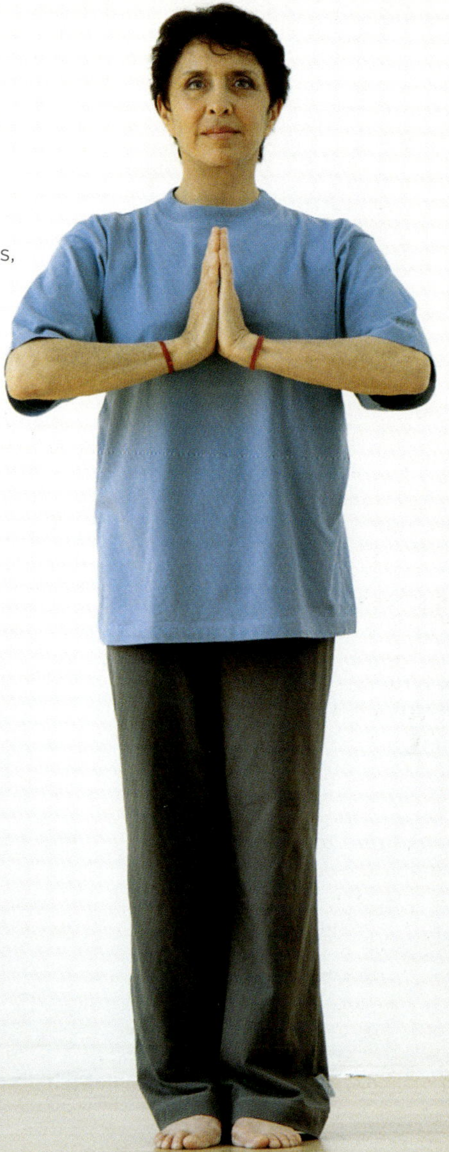

1

→ Expirez par la bouche en un temps – celui du déplacement latéral du tronc et des bras qui décrivent un demi-cercle vers le bas et vers la droite. Ce mouvement du haut du corps est conjoint à celui du bas, genoux fléchis, qui exécute le même déplacement latéral, mais en sens inverse vers la gauche. 2
→ Les bras et les mains vont de chaque côté en conservant toujours la position du départ, les jambes et les pieds restent collés. Comme une liane, la colonne vertébrale décrit un S à chaque passage. 3
→ Ce déplacement latéral de l'ensemble du corps se poursuit en huit mouvements de chaque côté.
→ Puis fléchissez ensuite les genoux sans lever les talons ni ouvrir les genoux ou les cuisses.
→ Maintenez la position fléchie en encerclant les jambes et les cuisses avec les bras. Arrondissez le dos et posez la tête sur les genoux. Le buste ainsi pressé contre les cuisses facilite un massage abdominal au cours de la respiration. 4
→ Maintenez la posture le temps de cinq inspir-expir.
→ Redressez-vous sans brusquerie en inspirant ; les pieds et les jambes sont toujours collés, les bras le long du corps, le dos et la tête parfaitement droits. 5

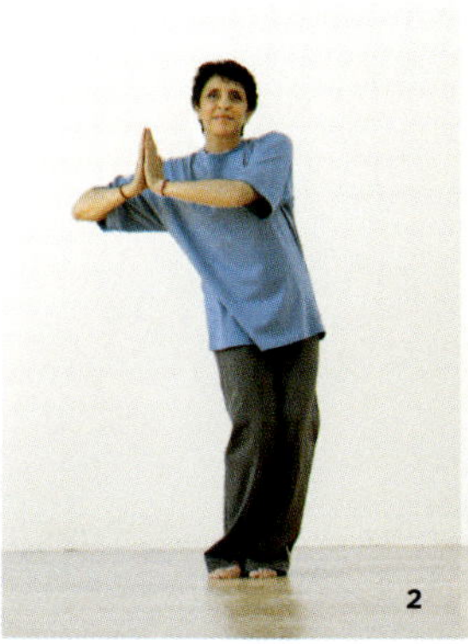
2

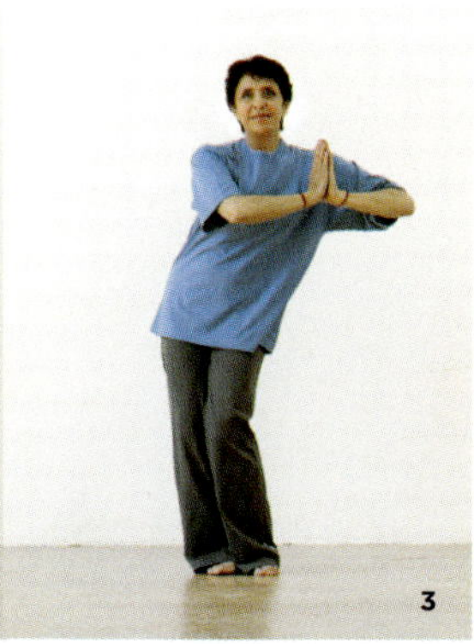
3

EFFETS INTERNES

Les effets sont multiples :
→ revitalisation du fonctionnement des reins,
→ stimulation de la circulation sanguine et des liquides, ayant pour conséquence une régulation de la pression artérielle et l'élimination de la rétention d'eau responsable, entre autres, de la cellulite,
→ stimulation du *qi* dans les méridiens du foie et de la vésicule biliaire, de la rate et de l'estomac, de la vessie et des reins.

EFFETS EXTERNES

→ Renforcement et tonification musculaire du dos, de la taille, du ventre, des hanches, des cuisses et des jambes.
→ Effet ventre plat garanti.
→ Assouplissement des tendons et de la colonne vertébrale.
→ Redressement du dos.

→ Montez sur les orteils en « demi-pointe » et gardez les talons soulevés pressés l'un contre l'autre. Gonflez le ventre lorsque vous inspirez et rentrez-le fortement en expirant par la bouche bruyamment, comme si vous expulsiez le souffle depuis votre ventre.
→ Maintenez l'équilibre postural à l'inspir, posez les talons à l'expir.
→ Pratiquez cinq fois de suite.
→ À présent, soulevez à nouveau les talons pour placer le plus haut possible vos pieds sur la demi-pointe. Restez en équilibre tout en fléchissant les genoux, de manière à plier les jambes, comme si vous alliez vous asseoir. Le bassin est descendu et le dos droit. Dans le même temps, étirez les bras devant le buste, la tête et le regard portés loin devant. **6**
Conservez cette attitude le temps de dix respirations profondes : l'inspiration par le nez gonfle le ventre, l'expiration par la bouche le rétracte.
Lorsque vous avez accompli l'ensemble de ces mouvements, reprenez depuis le début et enchaînez le tout trois fois de suite.

CONSEILS

Le dragon symbolise la puissance et la force liées à la souplesse soutenue par le feu d'un souffle invincible. Pour acquérir la fluidité de la forme dont vous rêvez, il vous faut respecter les lois du qi gong du dragon : entraîner votre volonté à devenir puissante au moyen d'un engagement personnel et persévérant ; entraîner votre corps à devenir souple et fort au moyen d'une pratique assidue et régulière ; entraîner votre souffle à devenir votre baguette magique au moyen d'exercices progressifs pratiqués dans le calme.

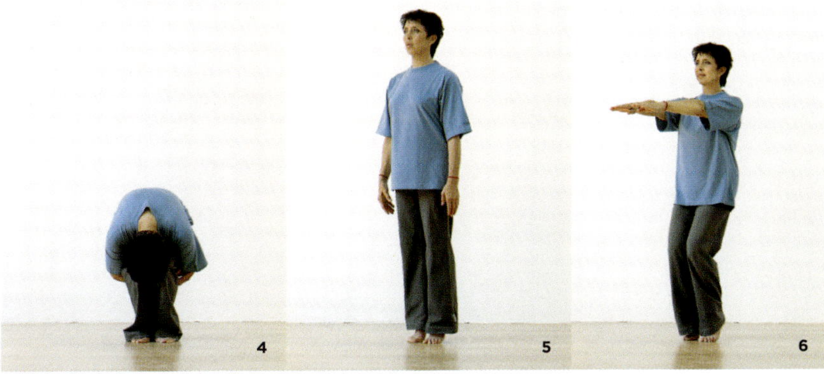
4 5 6

NO STRESS

QI GONG TRADITIONNEL

LES HUIT EXERCICES PRÉCIEUX

Nommés « huit exercices précieux », « huit pièces de brocart », « huit pièces de soie », l'influence produite par cet enchaînement régule et harmonise les échanges internes circulatoires, nerveux, hormonaux et organiques. Chaque mouvement doit avoir la douceur et la fluidité d'un morceau de soie.

Premier mouvement : soutenir le Ciel

→ Debout, pieds joints, le regard porté à l'infini, respirez largement et profondément par le nez. 1
→ Inspirez en élevant vos bras devant vous, et joignez les mains au-dessus de la tête, les paumes tournées vers le ciel, comme pour le soutenir.
→ Puis poussez les paumes vers le haut en levant les talons. 2
→ Expirez en descendant les bras et les pieds et revenez à la posture de départ.
→ Reprenez ce mouvement cinq à dix fois de suite.

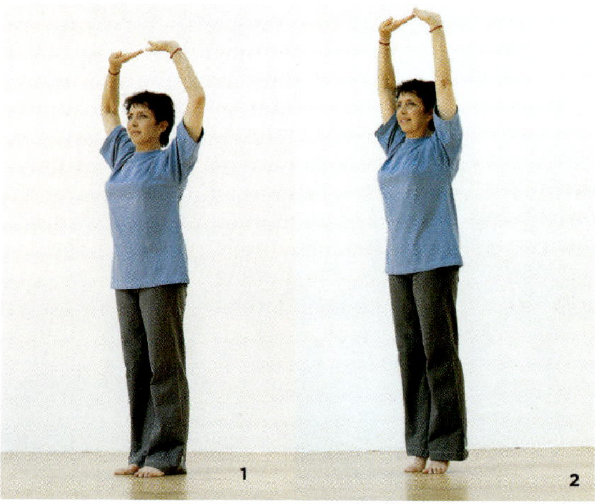

1

2

EFFETS INTERNES

Cet exercice régularise l'énergie dans les « trois foyers » (*san biao*) contenant les organes vitaux : le bas, le centre et le haut du buste.

EFFETS EXTERNES

Ce mouvement ouvre la poitrine, offrant un large espace à la respiration. Il corrige les dos ronds ou voûtés.

CONSEIL

Prenez le temps d'enchaîner les mouvements lentement.

Deuxième mouvement : s'exercer au tir à l'arc

→ Debout, placez les jambes ouvertes un peu plus largement que vos épaules et pliez les genoux en inspirant tout en croisant les bras devant le torse. 3

→ Dégagez le bras gauche et tendez le bras droit horizontalement vers la droite. Le pouce et l'index de la main droite sont ouverts et tendus. Le bras gauche est replié avec le coude ouvert vers la gauche dans le geste du tireur. Les doigts de la main gauche sont repliés, la tête et le regard tournés vers la droite. 4

→ Expirez en revenant jambes tendues tout en croisant les bras devant la poitrine.

→ Reprenez ce mouvement quatre à huit fois de suite de chaque côté.

EFFETS INTERNES

En étirant les méridiens à l'intérieur des bras, on stimule la circulation dans les poumons et le cœur.

EFFETS EXTERNES

La musculature des épaules et des bras est renforcée.

CONSEIL

Étirez bien le dessous des bras en tendant l'index et le pouce fermement.

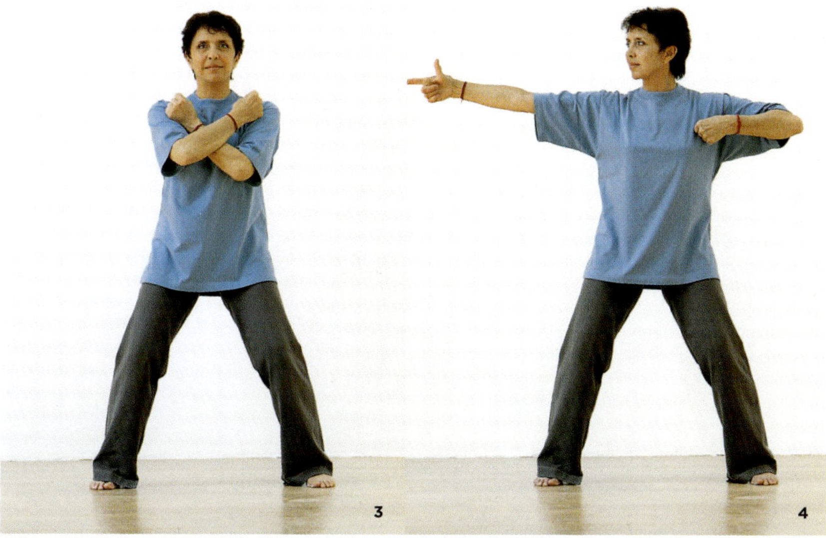

3

4

Troisième mouvement : équilibrer le yin et le yang

→ Debout, pieds parallèles, jambes ouvertes de la largeur des épaules, formez un cercle à l'aide de vos mains, en plaçant les paumes face à face, devant votre buste au niveau de la taille. 5

→ Fléchissez les jambes. Inspirez en élevant le bras droit au-dessus de la tête, paume tournée vers le ciel, tout en descendant dans le même temps le bras gauche vers le sol, paume tournée vers la terre. 6

→ Maintenez la pression des deux paumes vers le ciel et la terre, puis redescendez les bras en expirant et en faisant tourner le cercle que vous reformez à l'aide de vos mains.

→ Reprenez le même mouvement en levant le bras gauche.

→ Faites ce mouvement huit fois. Concentrez-vous sur la poussée des mains et le mouvement du cercle.

EFFETS INTERNES

Cet exercice renforce le système digestif par une stimulation régulatrice de l'estomac, la rate, le foie et la vésicule biliaire.

EFFETS EXTERNES

La pratique régulière de ce mouvement assouplit les épaules, les bras et les poignets.

CONSEIL

Conservez un bon alignement entre la plante des pieds, le dos et la nuque, jusqu'au sommet du crâne.

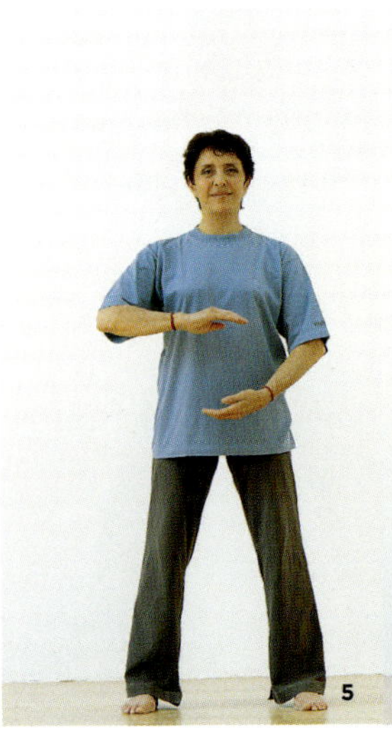
5

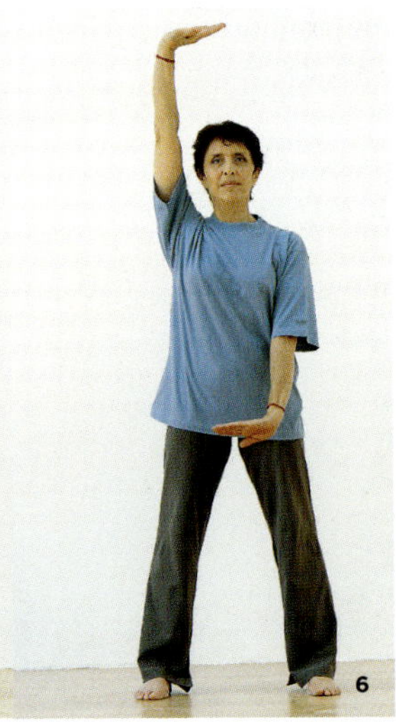
6

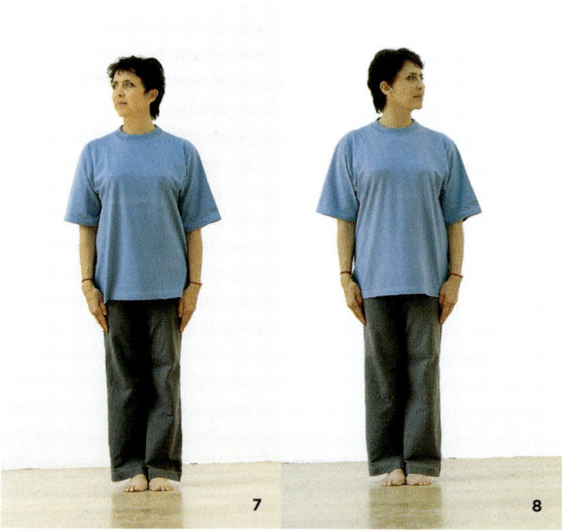

Quatrième mouvement : guérir les cinq blessures

Considérés comme des blessures internes, les états émotionnels impriment des marques dans le corps en causant des blocages et d'autres perturbations dans le système nerveux.

→ Debout, les bras collés contre les flancs et les paumes contre les cuisses, réunissez les pieds. 7
→ En conservant cette position, tournez lentement la tête et le regard vers la droite pendant l'inspiration, puis ramenez la tête et le regard de face en expirant. Hormis votre tête, rien n'a bougé.
→ Reprenez la même chose de l'autre côté. 8
→ Enchaînez le tout une dizaine de fois, lentement.

EFFETS INTERNES
Cet exercice détend le système nerveux, libère les tensions grâce au mouvement des yeux. Il est aussi un bon entraînement de la concentration.

EFFETS EXTERNES
Ce mouvement déverrouille la nuque, soulage les maux de tête, et est une excellente prévention contre l'arthrose cervicale et les problèmes oculaires.

CONSEILS
Tournez votre tête le plus en arrière possible, sans aucune brutalité, bien entendu.
En suivant le mouvement de la tête, les yeux doivent se concentrer avec précision sur tout ce qui passe dans leur champ de vision, jusqu'à étirer le regard le plus loin possible en arrière. Il est toutefois impératif de ne jamais forcer.

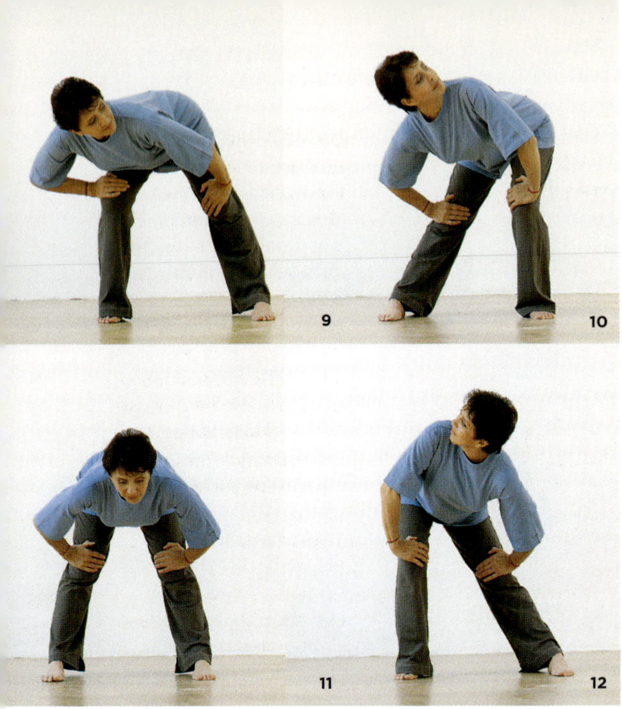

EFFETS INTERNES

En produisant une légère torsion vertébrale, les petites tensions accumulées dans les régions du dos, des hanches et des épaules, se détendent pour faire place à un état de relaxation ressenti profondément après l'exercice.

EFFET EXTERNE

Ce mouvement procure une détente musculaire, un peu comme l'effet produit par une séance de stretching.

CONSEILS

Respirez librement durant toute la pratique. Concentrez-vous sur la sensation procurée par l'étirement des flancs, du cou et du bassin. Soyez attentif au mouvement, jouant sur la globalité interne/ externe de votre être.

Cinquième mouvement : hocher la tête et balancer le postérieur

→ Debout, les pieds et les jambes largement ouverts, fléchissez les genoux et penchez le buste latéralement vers la cuisse droite en inspirant. Les mains sont appuyées sur les cuisses, la tête est tournée vers la gauche. **9**

→ Courbez-vous légèrement vers l'avant et vers la droite tout en remontant les fessiers vers le haut et vers la gauche (vous faites une sorte de déhanchement). **10**

→ Expirez en revenant les jambes tendues. **11**

→ Faites la même chose d'un côté puis de l'autre quatre fois de suite, puis étendez l'exercice à une succession de dix balancements du postérieur de chaque côté. **12**

Sixième mouvement : toucher les orteils avec les dix doigts pour renforcer la longévité

→ Inspirez depuis la station verticale, debout, les pieds joints. 13

→ Plongez le buste lentement en avant en expirant pour saisir le bout des orteils, des chevilles ou des mollets, selon la souplesse dont vous disposez. La tête reste soutenue. Les jambes doivent rester tendues.

→ Inspirez pour remonter le buste en plaçant les mains sur le bas du dos et étirez le haut du dos vers l'arrière. La tête suit le mouvement. 14

→ Enchaînez ces deux mouvements lentement et sans forcer, une dizaine de fois.

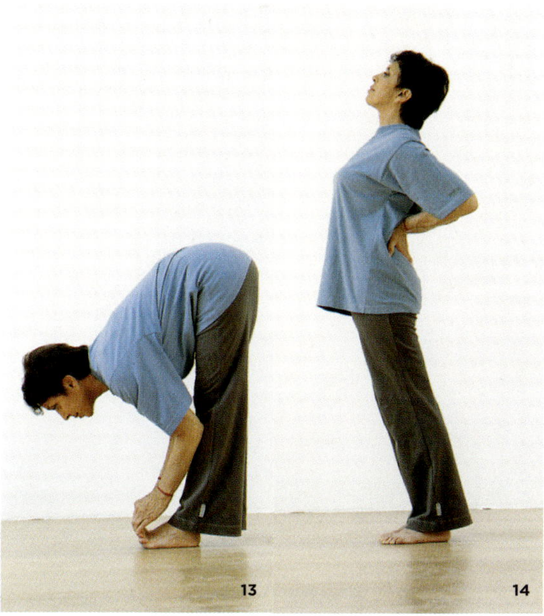

13 14

EFFETS INTERNES

En renforçant l'énergie interne des reins, vous stimulerez les glandes surrénales, avec un effet dynamisant à la clé.

EFFETS EXTERNES

Ce mouvement provoque un étirement musculaire de la taille et du dos, un renforcement de la région lombaire, une détente et un déverrouillage du bassin.

CONSEIL

Dans cet exercice, l'extension musculaire va de pair avec l'extension respiratoire. L'accélération du mouvement sanguin vers le bas, puis vers le haut, doit être exécutée particulièrement lentement. En aucun cas, une sensation de vertige ne doit apparaître. Si cela arrivait, cessez quelques instants, avant de reprendre sans forcer.

Septième mouvement : coup de poing martial

Cet exercice est à pratiquer lorsque vous avez besoin de vider un trop-plein d'énergie négative.

→ Debout, les jambes et les pieds joints, placez les coudes contre vos flancs en fermant les poings très fort. **15**
→ Prenez une profonde inspiration puis ouvrez largement les jambes en fléchissant les genoux tout en projetant le bras droit en face de vous tandis que vous expirez en soufflant fort par la bouche. **16**
→ Revenez à la position initiale et recommencez l'enchaînement une dizaine de fois de chaque côté.

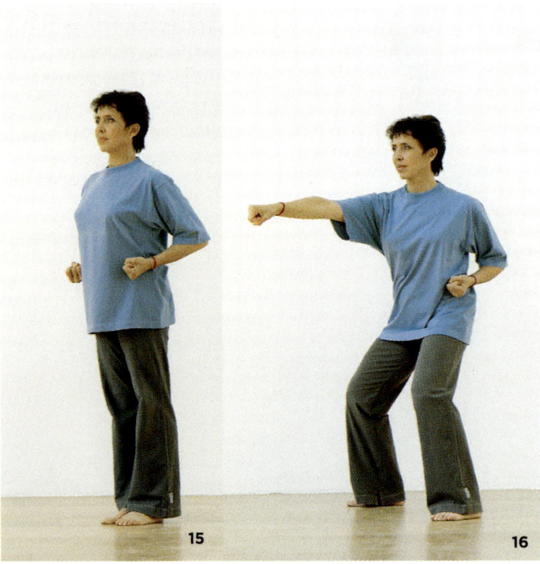

EFFETS INTERNES

Sur le plan psychologique, ce mouvement vous offre l'occasion d'expulser toutes sortes de négativités. Par les mouvements du corps, du souffle et du mental associés, vous pouvez enfin vous débarrasser des encombrements de l'esprit.
Un tel soulagement peut provoquer une légère fatigue avant d'être ressenti comme un bienfait. Prenez donc le temps de vous détendre.

EFFETS EXTERNES

Cet exercice augmente le qi dans votre corps, et décuple votre force physique.

CONSEIL

Pour avoir un résultat, il vous faut être très présent par le corps et l'esprit. Appliquez-vous, pendant la pratique, à produire un regard perçant en réunissant toute votre volonté pour expulser vos problèmes et vos défauts.

Huitième mouvement : prendre son envol

→ Debout, pieds rapprochés, élevez-vous sur les demi-pointes en gardant les talons collés. 17
→ Inspirez lentement et très profondément en maintenant votre équilibre sur vos orteils repliés.
→ Expirez en montant et en ouvrant vos bras comme pour les tendre vers le ciel, le regard en haut, la tête légèrement en arrière.
→ Reposez les pieds sur le sol, inspirez et expirez en portant votre regard au loin, la tête bien droite. 18
→ Reprenez ce mouvement autant de fois que vous voulez et dédiez vos efforts et votre progression à l'énergie de la vie présente en vous et en chacun.

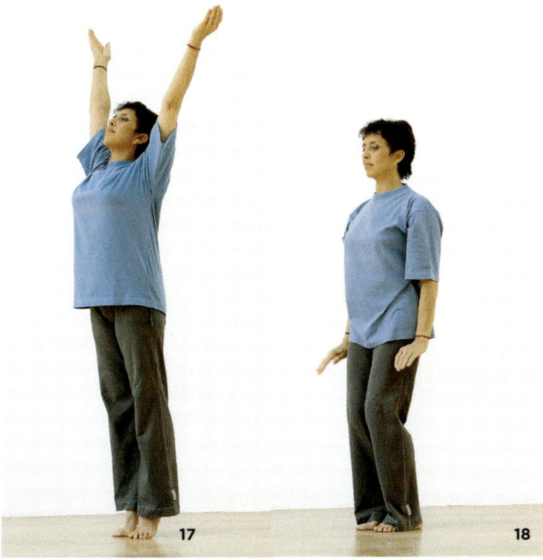

17 18

EFFETS INTERNES

Ce mouvement entraîne une harmonisation générale des échanges entre les organes et toutes les fonctions vitales.

EFFETS EXTERNES

Le grand étirement provoque un bâillement dans tout le corps. Vous vous sentirez à la fois calme et stimulé.

CONSEIL

Pratiqué avant de vous coucher, cet exercice facilite un bon endormissement. Pratiqué le matin au réveil, il induira un effet positif pour toute la journée.

LE PETIT CERCLE DU CIEL

Parmi les pratiques taoïstes les plus connues, le petit cercle du Ciel est la base de l'enseignement alchimique du corps et de l'esprit et une véritable initiation au *qi*, qui s'inscrit dans la plus pure tradition, n'ayant subi aucune transformation depuis son origine. Il existe deux manières de pratiquer le petit cercle du Ciel : la première, assise, est réservée aux débutants, c'est celle que nous vous présentons ici.

Le parcours emprunté par la respiration traverse les centres d'énergie (appelés *chakras*), à partir desquels s'effectuent les échanges entre le monde extérieur et l'univers intérieur du pratiquant. Cette pratique demande de l'entraînement et de la précision. Ce serait une profonde erreur de s'y engager sans un guide rigoureux attentif à vos perceptions, à vos sensations et à votre motivation.

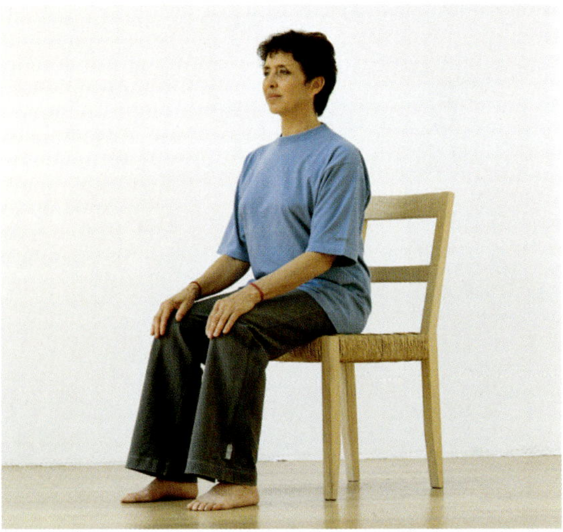

CONSEILS

Le petit cercle du Ciel ne peut être pratiqué à la légère, vous allez en effet rencontrer des courants d'énergie. Il peut s'agir de mouvements internes, bousculant votre corps et agitant votre esprit ou bien encore de perturbations climatiques – vous aurez trop chaud, trop froid, vous serez gêné par une transpiration abondante, etc.
En réveillant de puissantes forces latentes en vous, les effets du qi gong peuvent dépasser votre contrôle. D'où l'importance d'acquérir progressivement la maîtrise nécessaire qui ne peut s'établir en un jour.

Pratique

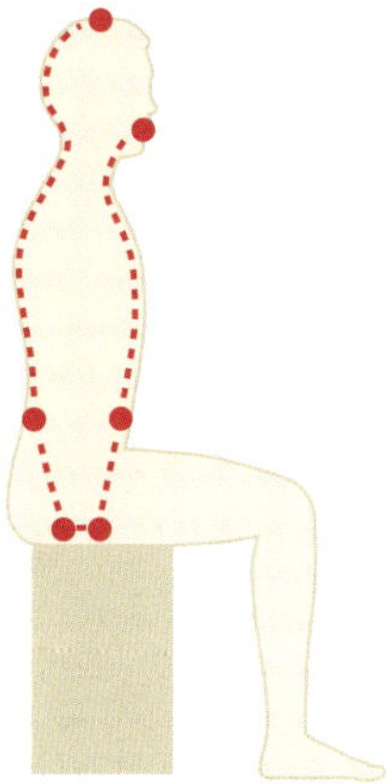

→ Asseyez-vous sur une chaise, le dos dégagé et maintenu bien droit, la tête redressée, le menton descendu, la nuque étirée vers le haut.
→ Séparez légèrement vos jambes et vos pieds placés en parallèle, et posez vos mains sur les genoux en gardant les bras souples.
→ Collez la pointe de votre langue sur le palais, juste à l'arrière des incisives supérieures, la bouche fermée sans pression.
→ Dans un premier temps, effectuez une série de dix respirations profondes et lentes, en pensant simplement à l'énergie circulant au rythme de vos inspirs/expirs, de la plante des pieds jusqu'au sommet du crâne en passant par le buste et inversement.
→ Portez ensuite votre attention au dan tian inférieur (centre du ventre). Reprenez la série des dix respirations lentes et profondes en vous concentrant sur le rassemblement du *qi* à cet endroit de votre corps, qui à chaque inspir/expir, augmente et s'accumule.
→ Ceci accompli, servez-vous toujours du pouvoir de la pensée pour aider le *qi* à descendre en abondance depuis le *dan tian* jusqu'à la pointe du coccyx via *hui yin* (le périnée). Le grand voyage dans le cercle du Ciel peut commencer.

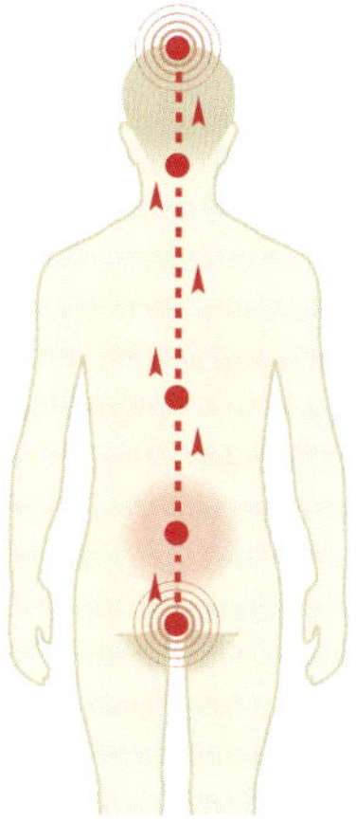

1. Premier passage : *ming men*

Le centre énergétique des reins est situé au niveau vertébral, en parallèle du nombril. Porteur du nom de *ming men*, il est le point d'entrée de l'énergie de la vie dans le corps. Le *qi* des reins sert à la constitution et à l'entretien de tous les éléments physiques ; son surplus est utilisé par les fonctions de reproduction. Concentrez-vous quelques minutes à cet endroit à l'intérieur de votre dos. Au bout de quelques instants, vous percevrez une douce chaleur bienfaisante irradier entre les reins et le ventre, qui indique la manifestation concrète de la présence en vous du feu de *ming men*. Un feu harmonieux, dit physiologique, destiné à entretenir toutes les bonnes relations entre vos organes et leurs véhicules circulatoires – méridiens, courants sanguins et lymphatiques.

2. Deuxième passage : *tsi tchong*
Situé exactement au milieu de la colonne vertébrale, ce centre d'énergie est en correspondance directe avec le plexus solaire. Son influence sur les glandes surrénales est due à leur proximité immédiate. En vous concentrant à cet endroit, vous rassemblez un *qi* vigoureux, puissant et bénéfique. Cet exercice entrepris juste après celui de *ming men* favorise la montée naturelle de l'énergie chaude en provenance de ce centre.

3. Troisième passage : *nao rou* (« la porte du cerveau »)
Cet endroit se trouve placé au niveau de la bosse occipitale. Lorsque le *qi* franchit cette porte, il est préférable qu'il ne s'y accumule pas, et que son élan fluide et puissant poursuive sa trajectoire. C'est la raison pour laquelle vous passerez lentement et consciemment au travers de cette zone sans pour autant vous y arrêter.

EFFETS

1. Renforce la vitalité et stabilise le qi.
2. Renforce la vitalité, régule les problèmes digestifs et ceux liés au diabète. Dans ce dernier cas, et bien entendu en poursuivant les traitements habituels appropriés, la concentration au *tsi tchong* contribue à diminuer les symptômes par une action bénéfique sur le fonctionnement du pancréas.
3. La toute puissance de la pensée stabilisée et de la respiration consciente produit un effet régulateur sur les rythmes corporels internes. On observe aussi une action positive sur le système neurovégétatif.
4. *Bai hui* est un relais entre le Ciel et la Terre, le corps et l'esprit. La sensibilité visuelle et auditive est renforcée ; l'imagination, décuplée, accentue votre pouvoir créatif. Votre esprit se clarifie. Mais attention ! des inconvénients peuvent survenir, dus au manque d'entraînement. Des résidus émotionnels forment alors un blocage,

4. Quatrième passage : *bai hui*

Au point culminant de votre crâne se trouve le point des cent réunions, en relation avec hui yin. Depuis le centre inférieur, l'énergie s'élance pour redescendre à partir du centre supérieur. La porte du haut et celle du bas sont communicantes. Le mouvement créé doit être fort mais calme, puissant mais limpide, sans bousculade et sans tension. C'est la raison pour laquelle votre concentration en ce point doit être là aussi modérée et de courte durée.

5. Cinquième passage : *yin tang*

Le « sceau du grand palais » marque son territoire entre vos sourcils, au milieu du front. Directeur général de la glande pituitaire reliée à la glande pinéale dans votre cerveau, yin tang possède le pouvoir de stabiliser toutes les autres glandes. Votre concentration à l'intérieur de votre crâne depuis le point de départ entre les sourcils doit rester légère et détendue. Lorsque vous atteignez l'état de tranquillité requis, vous pouvez rester en ce lieu tout le temps que durera la sensation de calme et de stabilité.

forçant le *qi* à s'accumuler immodérément. Cet état de fait déclenche des maux de tête, des tensions oculaires et des acouphènes. À la moindre alerte, faites descendre le trop-plein d'énergie au moyen du souffle expiré lentement, jusque dans le *dan tian* inférieur. Restez en place le temps de percevoir l'absorption du *qi* par *ming men*. Puis, lors d'une nouvelle expiration, conduisez votre souffle rempli de qi sous la plante de vos pieds.

5. Cet exercice stimule les glandes endocrines, équilibre le psychisme, apaise les tensions nerveuses, et développe la conscience spirituelle. La concentration au *yin tang* favorise la méditation. Toutefois, la tendance naturelle du *qi* à monter trop vite et trop fort, puis à stationner, bloque l'énergie en un point, pouvant provoquer des désagréments. Vous les éviterez en restant quelques instants concentré avant de prendre le chemin du retour.

NO STRESS

QI GONG THÉRAPEUTIQUE

QI GONG ET HYPERTENSION : NOURRIR LE YIN ET CALMER LE YANG

Selon la médecine chinoise, les premiers facteurs prédisposant à l'hypertension sont le stress et la dépression.

Le qi gong est particulièrement recommandé pour lutter efficacement contre le stress. En matière d'hypertension, la nécessité d'apprendre à se détendre et à se reposer est évidente. Il s'agit de « vider » le cœur de ses pensées trop encombrées d'émotionnel et de laisser le corps se relâcher. Simples d'application, faciles à retenir, ces exercices favorisent l'arrêt du fonctionnement intempestif du *shen* (l'agitation de l'esprit).

Pratique n° 1

→ Asseyez-vous en paix et détendez-vous en évitant toute cogitation. [1]

→ Pratiquez la respiration abdominale en gonflant l'abdomen à l'inspiration et en le rentrant à l'expiration, ceci le plus calmement du monde, sans prouesses respiratoires. Le souffle inspiré doit toujours être léger et souple, très peu prolongé et effectué par le nez. Le souffle expiré plus lentement est diffusé par la bouche ouverte dans un profond soupir, accompagné par le son : « AAAAAAHHHHHH... »

CONSEILS

La respiration abdominale renforce les muscles du ventre tout en effectuant un massage des organes digestifs, procurant un grand calme. Au printemps, en automne et en hiver, il est bon de pratiquer la respiration au *dan tian* inférieur (centre du ventre) avec concentration sur le *qi* en profondeur, entre le ventre et les reins. En été, l'attention doit se porter sur le *qi* de surface, situé au centre de la poitrine (*dan tian* médian), dans le fond du sternum. Il est important de suivre sa respiration, plutôt que de vouloir lui donner une direction. Autrement dit, vous devez rester attentif et ne jamais forcer.

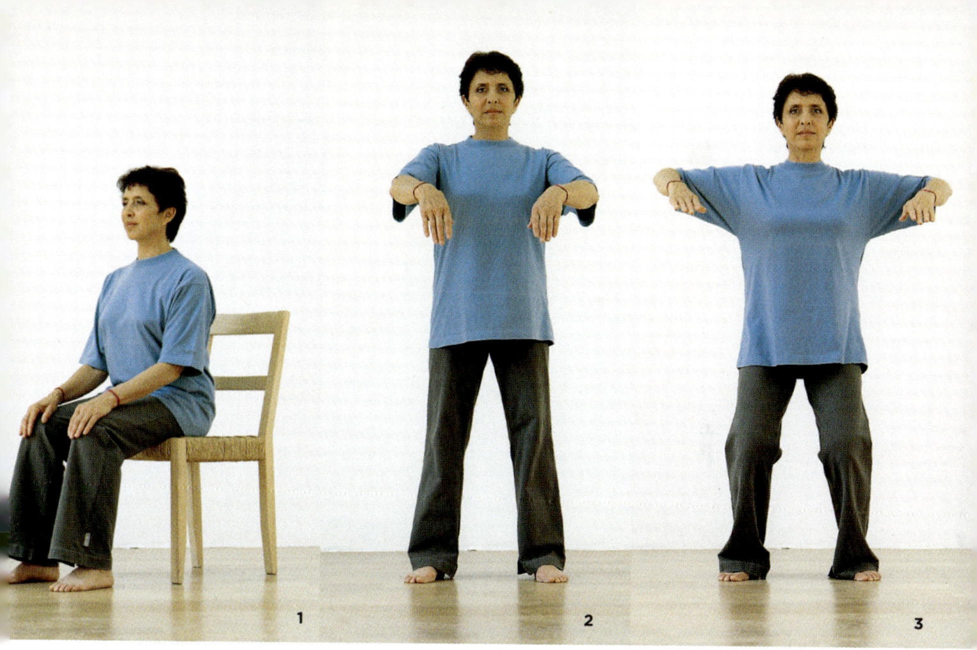

Pratique n° 2

→ Placez-vous debout, les jambes ouvertes de la largeur des épaules, les pieds parallèles. 2

→ Inspirez puis expirez en laissant vos bras s'élever devant vous comme s'ils montaient tout seul, soulevés par le souffle. Les mains sont relâchées et les bras montent au niveau de l'estomac (jamais au-dessus du niveau du cœur).

→ Inspirez en abaissant les bras tout en poussant les coudes repliés vers le haut en arrière, tandis que les genoux fléchissent le plus bas possible sans lever les talons. Pendant toute la descente, les paumes des mains semblent être posées sur l'espace, comme si elles repoussaient le vide. 3

→ Reprenez ces deux mouvements quatre fois de suite.

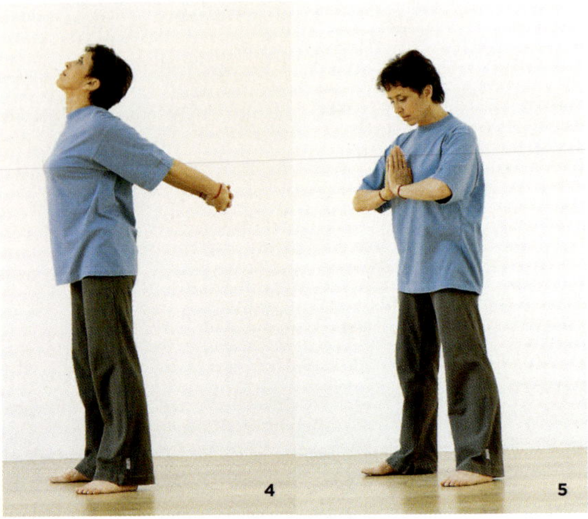

→ Puis, pendant l'expiration, tendez les jambes en joignant les mains dans le dos pour élever les bras le plus possible, la tête étirée vers le haut. 4

→ Inspirez en ramenant les bras mains jointes devant la poitrine et poussez-les vers le bas en fléchissant la nuque vers l'avant sans courber le dos. 5

→ Déroulez l'enchaînement arrière-avant de deux à cinq fois.

CONSEILS

Il est recommandé de pratiquer trois fois par jour, sous la surveillance d'une personne autorisée. La conduite de la respiration doit être surveillée. Un souffle trop fort blesse l'énergie. La durée d'une séance est évolutive : 5 minutes au début, qui, dans la progression, s'étendront à une vingtaine de minutes maximum. Ce qi gong est à pratiquer le matin au réveil, après avoir bu un demi-verre d'eau tiède légèrement citronnée, à midi avant de déjeuner et le soir avant de dîner. Au moment du coucher, préférez un qi gong méditatif qui favorisera un bon sommeil.

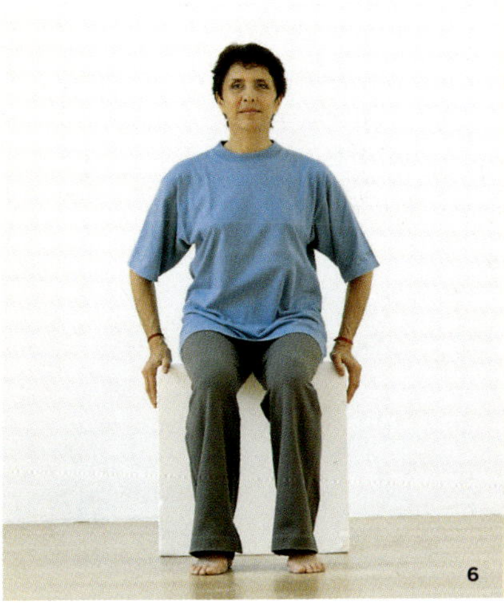
6

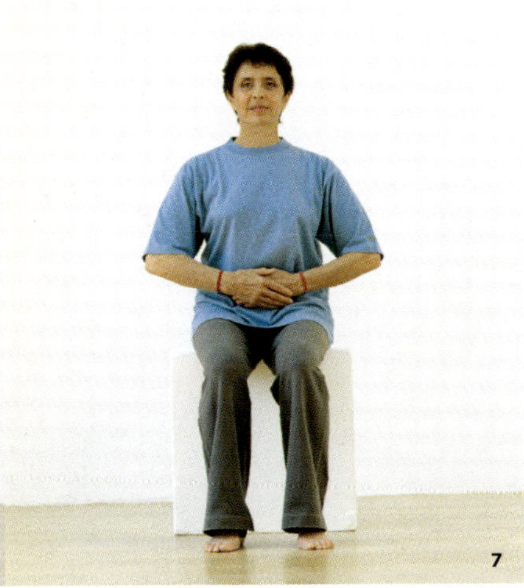
7

Pratique n° 3

→ Asseyez-vous au bord de votre lit, le dos bien droit, les pieds séparés reposant sur le sol, les mains de chaque côté de votre corps. [6]

→ Commencez par une petite série de dix respirations profondes en inspirant par le nez et expirant par la bouche, sans forcer. Ne portez d'intérêt qu'à votre seul mouvement respiratoire. Vos épaules, votre nuque et vos bras doivent être bien relâchés, tout en conservant un dos droit.

→ Placez ensuite vos mains contre le ventre et pratiquez dix respirations abdominales en concentrant votre attention sur le centre du ventre. [7]

→ Lorsque le calme se fait sentir, visualisez un espace sans limite à l'intérieur de votre corps – un ciel bleu infini ou une lumière douce répandue du sommet de votre crâne à la plante de vos pieds.

→ Allongez-vous, vous êtes prêt pour une nuit de sommeil réparatrice.

LA RESPIRATION QUI SOIGNE

Ralentir son souffle, étendre sa capacité respiratoire, prendre l'élan du souffle dans le ventre et le renvoyer à son point de départ, c'est commencer à respirer comme il se doit pour améliorer sa santé.

→ Allongez-vous sur votre lit ou à même le sol en prenant soin de vous couvrir pour ne pas avoir froid. **1**

→ Détendez-vous en effectuant une série de respirations calmes et profondes. Attention ! prenez garde de ne pas vous endormir, restez vigilant.

→ Imaginez que votre souffle pénètre votre corps par tous les pores de la peau, circule dans chaque tissu musculaire, osseux, sanguin, nerveux, pour se frayer un passage jusqu'à l'entrée de vos cellules.

→ À présent, bougez les doigts des mains comme pour pianoter dans l'espace. Ce faisant, gardez votre mental relié aux innombrables cellules qui constituent vos mains. À chaque inspir, à chaque expir, elles se remplissent d'un qi vivifiant et profondément détendant.

→ Accomplissez le même parcours dans vos pieds en bougeant les orteils, puis balancez doucement la tête comme pour la bercer. **2**

EFFETS

L'énergie à l'œuvre constante des fonctions internes dans le corps répond favorablement au mouvement d'un souffle régulier, lent et profondément apaisé. Dans le même temps, bien entendu, la régularité du mode de vie doit être respectée. L'agitation du monde moderne, les préoccupations accentuées par l'accroissement des besoins, le bruit, la pollution, les désordres de toutes sortes engendrent des stress précurseurs de maladies graves. La respiration ralentie contribue à stimuler la fonction cardiaque en libérant l'appareil respiratoire des pressions spasmodiques. Elle dégage aussi la circulation sanguine et la rend plus légère, plus fine en l'oxygénant davantage et en favorisant le rejet des toxines.

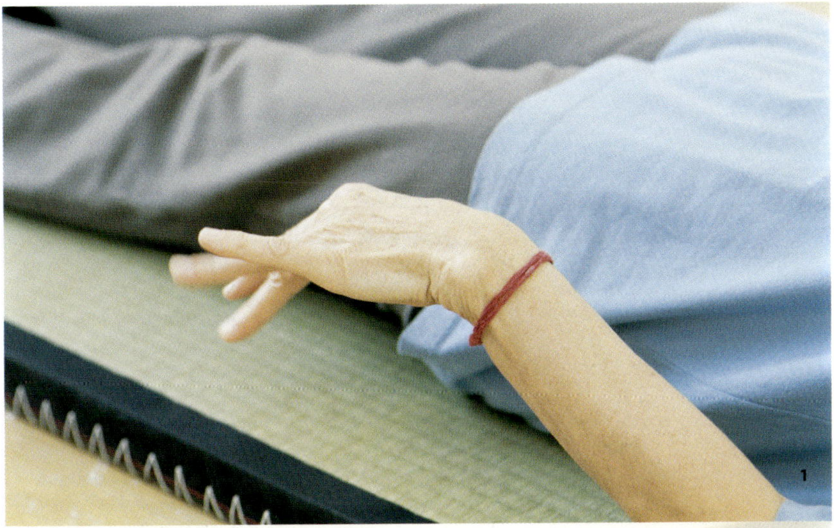

1

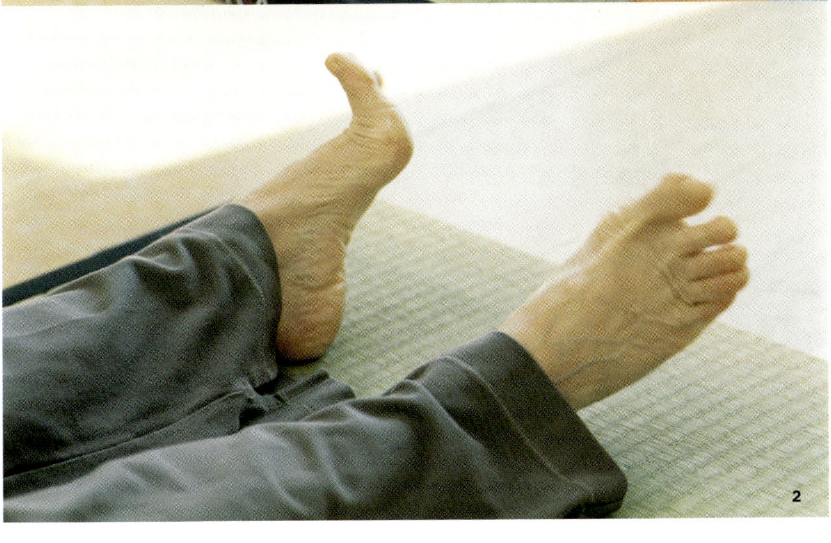

2

→ Soulevez ensuite délicatement vos bras comme si vous battiez lentement des ailes. 3
→ Puis soulevez vos jambes harmonieusement, mais sans décoller les pieds, comme si une vague de l'océan passait délicatement sous elles. 4
→ Posez ensuite les mains sur le ventre et continuez la régénération cellulaire en prenant conscience de votre souffle à l'intérieur de votre corps et de votre esprit. 5
→ Placez ensuite vos mains sur l'estomac en restant le temps nécessaire à une visualisation précise : ressentez profondément vos cellules se recharger en énergie.
→ Faites la même chose au centre du thorax, dans le haut de la poitrine et la région de la gorge.
→ Si vous avez bien suivi les explications, vous devez être parfaitement détendu. Restez quelques instants dans ce nouvel état de bien-être, conscient d'avoir engagé en vous un processus d'autorégénération.

EFFETS

Si un endroit particulier ou un organe pose un problème spécifique, c'est le moment d'y porter attention. De la même manière, vous allez insuffler le qi de vie abondant et réparateur que vous venez de solliciter avec le précédent travail, dans la région ou l'organe en faiblesse. Il ne suffit pas de croire au qi comme à un miracle car pour vous accorder ses bienfaits, il vous réclame un engagement permanent au service de votre santé.

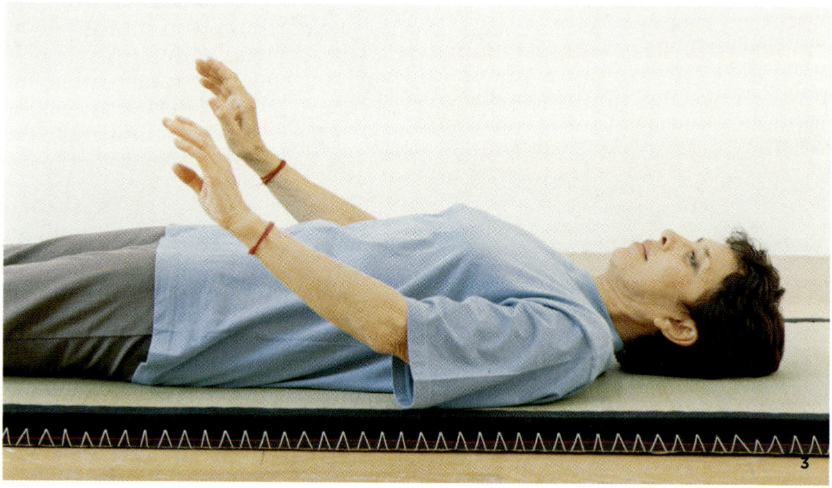
3

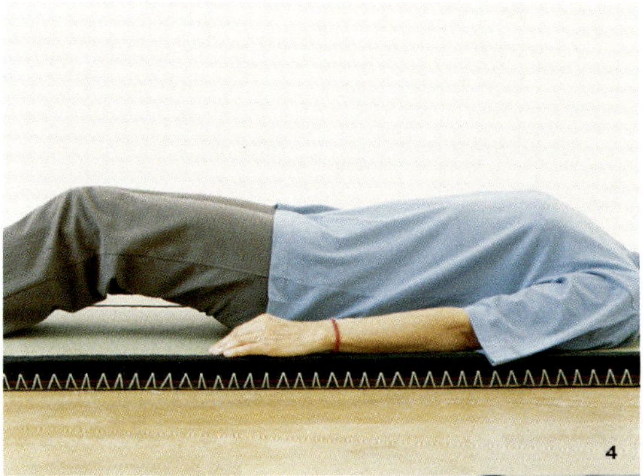

4

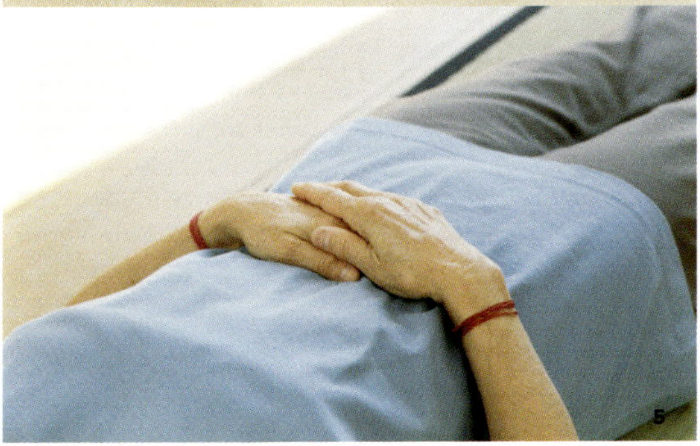

5

EFFETS

Cet exercice doit nécessairement être intégré à un nouvel état de conscience : comment vous sentez-vous, ou plutôt, comment vous voyez-vous ? Comme un être faible, abattu par ses problèmes, souffrant, malchanceux ? Ou bien, décidez-vous, malgré ce qui vous touche, de changer d'optique ? C'est en acceptant de rompre avec les habitudes négatives, en les remplaçant par un comportement différent que vos souhaits de meilleure santé et de meilleure vie se réaliseront. N'oubliez pas que le qi gong est un art de vivre, d'être et de penser, et qu'il vous faut le cultiver sur tous ces plans pour établir une harmonie générale profitable à tous et à toute chose.

LE QI GONG DE LA GRUE BLANCHE POUR RENFORCER L'IMMUNITÉ

La maladie et les difficultés sont des expériences similaires. Que l'on soit malade dans son corps ou malade de sa vie, les moyens thérapeutiques employés doivent être capables d'agir sur la cause pour guérir les symptômes.

La chimie, les produits de synthèse répondent à l'urgence de la situation et les médicaments sont parfois nécessaires sur une très longue durée. Mais la santé concerne tous les plans de l'être. Le qi gong thérapeutique exerce une action bénéfique sur l'apparence du corps, mais aussi en profondeur sur l'organisme à qui il assure un fonctionnement régulier. Son action est également spirituelle : il développe la conscience. Les effets du qi gong commencent par agir dans les muscles et les tendons, se poursuivent dans le rééquilibrage des interrelations entre les organes, et acheminent leurs bienfaits dans les voies de l'énergie, pour aboutir à la transformation de l'esprit.
En Chine, la grue blanche est l'animal qui représente idéalement la puissance, la grâce et la longévité. Sa crête rouge est censée contenir le nectar de l'immortalité.

CONSEILS

Le qi gong de la grue blanche vous permet de devenir l'agent actif de votre santé si vous respectez la loi de tempérance, c'est-à-dire si vous acceptez de vous y entraîner régulièrement. En revanche, cette pratique est réservée aux personnes ayant déjà pratiqué les qi gong de base. L'extension respiratoire, clé de voûte de ce travail, doit être progressivement conduite. Ni le souffle, ni le mental, ni le corps, ne doivent être surmenés. Un entraînement modéré mais régulier dans ces trois domaines comblera vos aspirations de force et d'équilibre. Les personnes malades ou déprimées auront besoin de temps pour laisser leur corps et leur esprit s'adapter au changement.

La grue au sol

→ Asseyez-vous à genoux sur un zafu, les jambes repliées vers l'arrière du coussin. [1]

→ Posez les mains sur les cuisses et maintenez le dos bien droit et l'esprit présent. Portez votre attention sur la respiration pour installer le calme en vous.

→ Inspirez largement sans forcer et expirez en comprimant fortement vos muscles abdominaux depuis le haut de la région stomacale jusqu'au pubis.

→ Maintenez la compression et inspirez en gonflant d'air le haut de la poitrine pour expirer ensuite en libérant le souffle dans le ventre détendu qui se gonfle alors du souffle expiré.

→ Reprenez cet exercice quatre à six fois de suite.

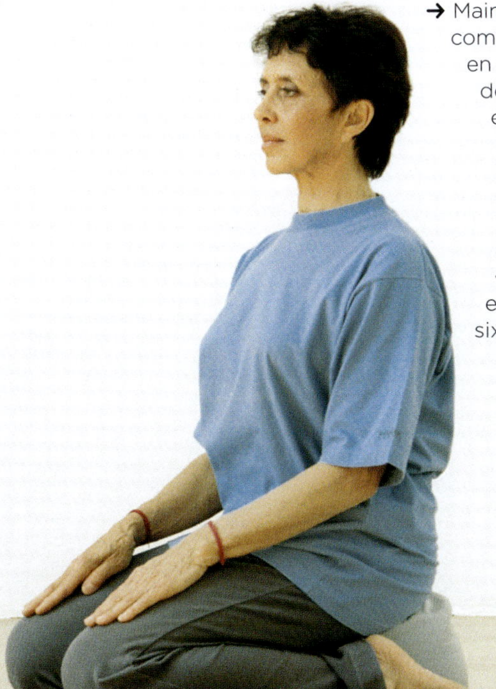

1

La grue blanche déploie ses ailes

→ Depuis la position assise sur les genoux, placez-vous accroupi en dehors du zafu, les talons posés sur le sol, le buste largement penché en avant. 2

→ Élevez vos bras de chaque côté en imitant le déploiement des ailes de l'oiseau. Inspirez dans cette posture en rentrant le ventre profondément.

→ Expirez en gonflant le ventre, tandis que vous vous redressez debout, les bras largement ouverts, les mains fermées, la pulpe des doigts réunies, comme pour former le bec de l'oiseau. 3

→ Poursuivez l'expiration en descendant les bras et en ouvrant les mains quatre fois de suite. 4

→ Reprenez ce mouvement de l'envol en inspirant les bras levés et le ventre rentré, et expirez tout en baissant les bras et en gonflant le ventre. 5

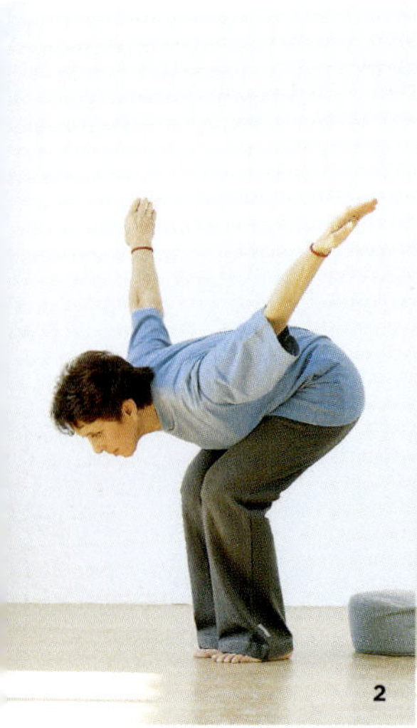
2

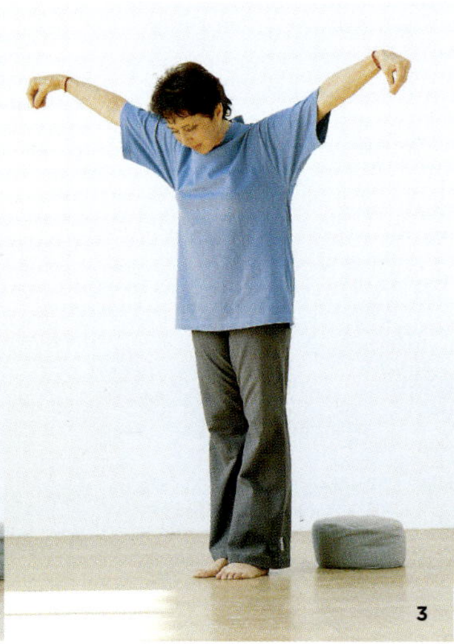
3

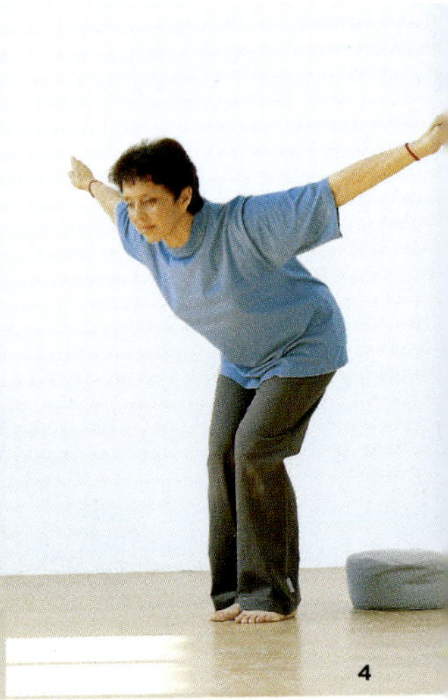
4

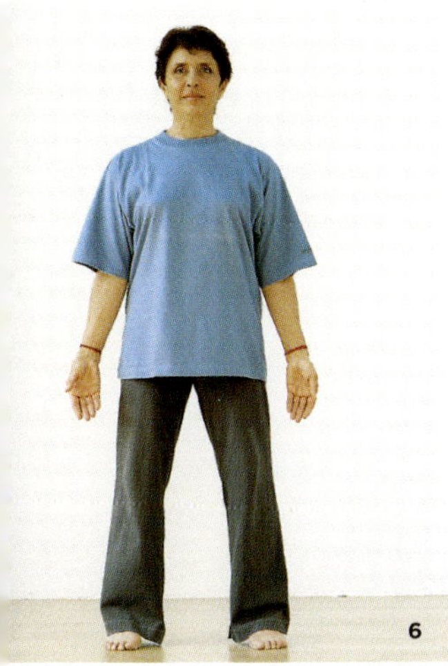

6

Conduire le qi dans les quatre points

→ Debout, les pieds ouverts de la largeur de vos épaules, fléchissez légèrement les genoux pour descendre confortablement le bassin, les bras de chaque côté, les paumes des mains tournées vers l'avant, les épaules totalement relaxées. 6

→ Portez votre attention simultanément au sommet de votre crâne, sur un point d'acupuncture appelé *bai hui*, le « point des cent réunions », et sur un autre point, *yong quan*, la « source jaillissante », sous la plante de vos pieds, dans le creux de l'arcade plantaire.

→ Respirez calmement en vous efforçant de percevoir le *qi* de la Terre dans vos pieds et le *qi* du Ciel dans la couronne crânienne.

→ Portez maintenant votre attention au centre de la paume de vos mains, au point *lao gong*, le « palais du travail ».

→ Inspirez depuis *yong quan* et portez votre souffle depuis les pieds en suivant l'intérieur des jambes pour pénétrer le point *hui yin*, la « réunion du yinÐ». Puis longez le ventre, le thorax, les épaules, pour descendre à l'intérieur des bras rejoindre le point lao gong en fin d'inspir.

→ Expirez en faisant le trajet à l'envers : *lao gong*, bras, épaules, thorax, ventre, *hui yin*, jambes, pieds, et *yong quan* en fin d'expiration.

→ Accomplissez le même parcours quatre fois de suite.

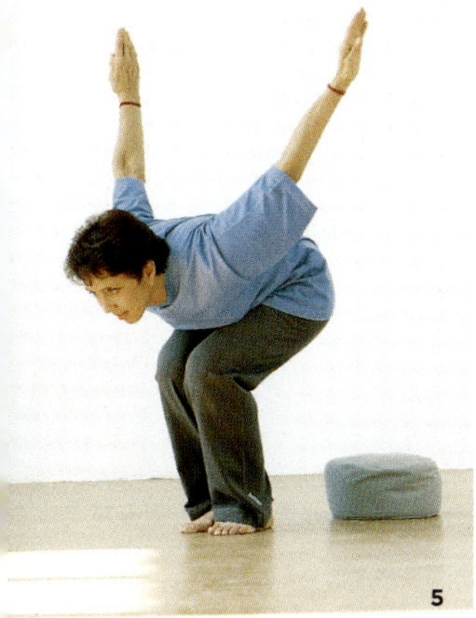

5

Conduire le *qi* dans les cinq points 7

→ Inspirez par le sommet de votre crâne au point *bai hui* en arrondissant vos bras devant vous. Le souffle descend à l'intérieur de la tête jusqu'au centre du thorax au point *shan zhung*, le « centre du thorax ». Puis le souffle s'engouffre dans les épaules, longe les bras jusqu'aux *lao gong*, à la fin de l'inspiration. Le *lao gong* est situé dans la partie supérieure du centre de la paume de la main.

→ Expirez depuis les *lao gong*, le souffle descend à l'intérieur des bras, rejoint *shan zhung*, longe la ligne médiane jusqu'à *hui yin*, puis se divise pour descendre à l'intérieur des jambes jusqu'à *yong quan*, en fin d'expiration. Le souffle passe par le centre du thorax.

→ Ce parcours doit être repris deux fois de suite seulement.

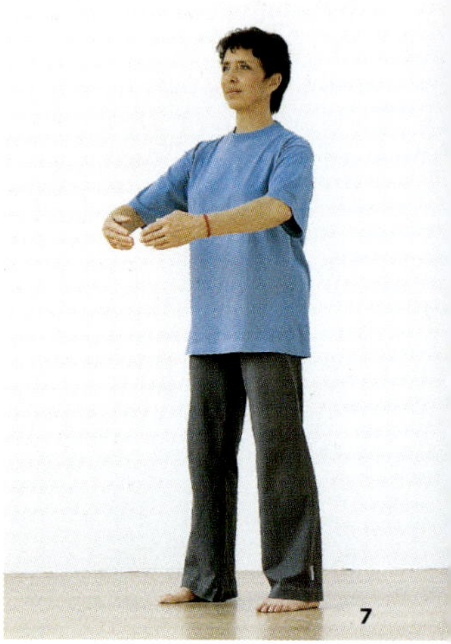

7

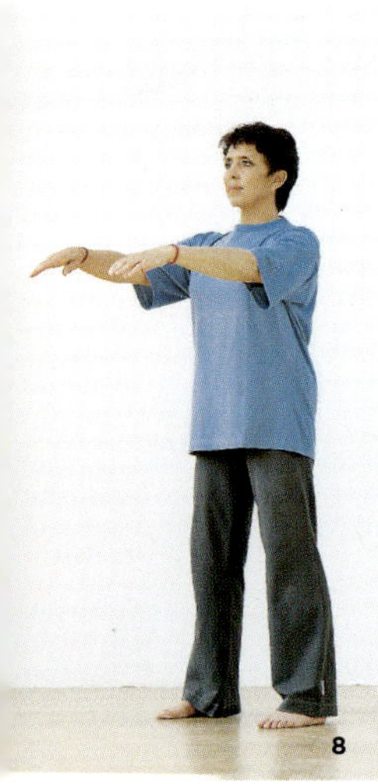

8

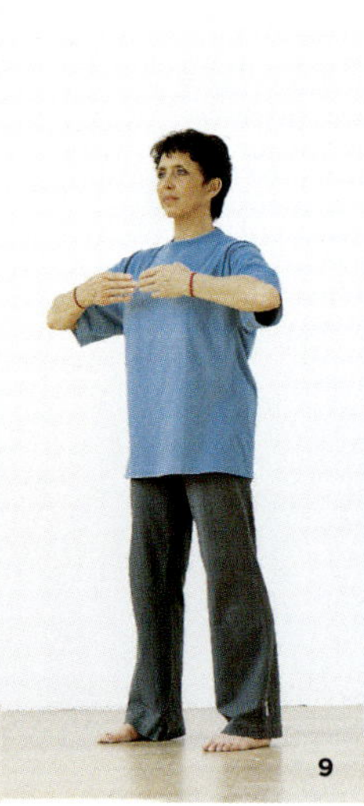

9

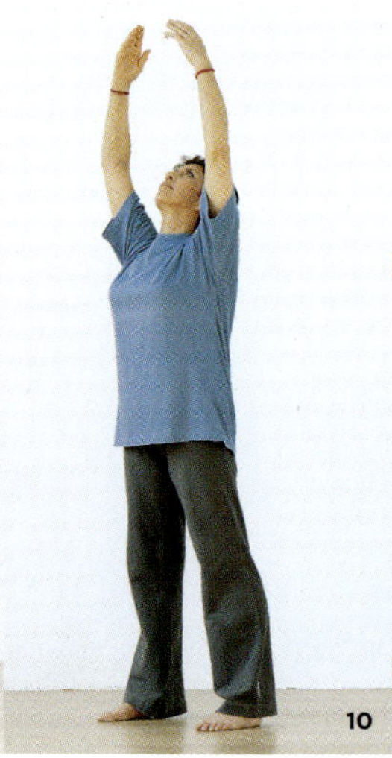

10

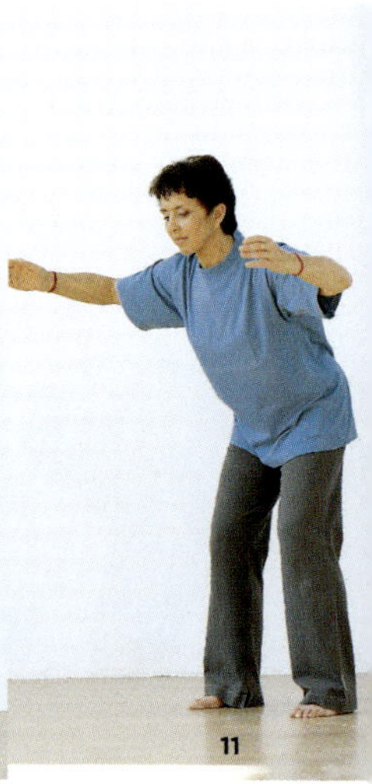

11

Le grand vol de la grue

→ Inspirez lentement, le temps de monter les bras en parallèle devant le buste. 8
→ Écartez ensuite les coudes en ramenant les mains face au centre du thorax ; la pointe des majeurs se touche. 9
→ Puis élancez les bras vers le ciel, la paume des mains tournée vers l'intérieur, la tête relevée. 10
→ Expirez tandis que les mains et les bras descendent en passant devant votre visage, avant de s'ouvrir de chaque côté, comme des ailes. Baissez la tête. 11
→ Fléchissez les genoux, basculez le buste. 12
→ Ramenez les mains au centre du thorax – les majeurs se touchent –, puis descendez les bras le long de la ligne médiane, la paume des mains poussant le souffle jusqu'à la plante des pieds. 13
→ Exécutez cet enchaînement sans temps d'arrêt une fois et plus.

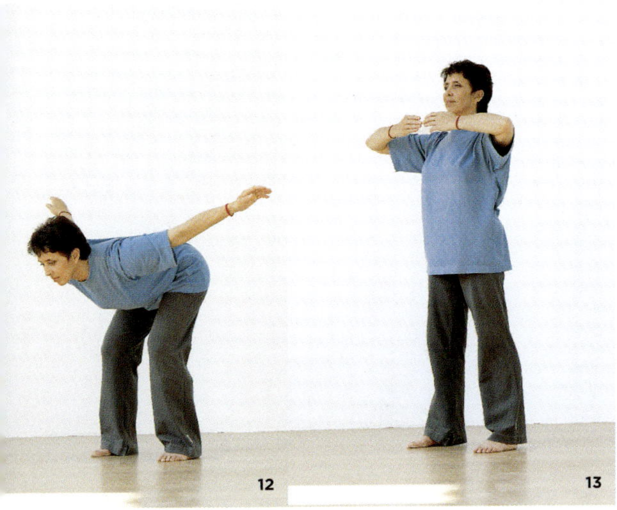

EFFETS INTERNES

Cet enchaînement nettoie les déchets gazeux dans les poumons, stimule les systèmes respiratoire, circulatoire et nerveux, renforce le *wei qi* (système de défense du corps) et apaise l'esprit.

EFFETS EXTERNES

Déliés, les membres et les articulations procurent une sensation de liberté.

CONSEILS

Pendant l'enchaînement, imprégnez-vous de la circulation du *qi* dans les cinq points, en prenant pour moteur un ultime point nommé *qi hai*, la « mer de l'énergie », situé entre le nombril et le pubis, au niveau du *dan tian* inférieur. Il est donc nécessaire d'apprendre l'enchaînement par cœur pour ressentir l'énergie.

LE QI GUÉRISSEUR

À l'instar des guérisseurs qui, par imposition des mains, soulagent bien des maux, la pratique de cet exercice vous permet de transmettre le qi guérisseur. Ordinairement, le qi se concentre et circule principalement dans la profondeur du corps. Il s'agit ici d'amener son courant en abondance à la surface de la peau, dans vos mains, jusqu'au bout de vos doigts.

Prendre soin de soi-même avant de prendre soin des autres

Pour faire circuler le *qi* de votre personne à une autre, vous devez d'abord vérifier qu'il n'existe aucun barrage en vous, votre énergie doit circuler librement dans tout votre être. Cela nécessite un temps d'introspection, tant au niveau de votre forme physique que de celle de votre esprit. Alors, comment vous sentez-vous ? Avez-vous des malaises récurrents, comme, par exemple, des maux de tête fréquents ou des douleurs erratiques (qui se déplacent mais qui reviennent) ou autre chose encore exprimant les symptômes d'un engorgement, un blocage du qi dans vos méridiens ? Si cela est votre cas, prenez conscience qu'avant de soulager les autres, vous devez prendre soin de vous et libérer votre qi. C'est très simple, voici les règles à observer.

Il faut **détoxiquer votre organisme**, en changeant d'alimentation si nécessaire : absorbez le moins possible de nourritures industrielles et chimiques, et le plus possible d'aliments frais, bio, et de saison. Bannissez l'alcool, les excitants, les polluants ! Abusez au contraire de tisanes, de jus de légumes et de produits drainant composés de plantes : ce sont les vrais nettoyeurs de l'organisme et ils doivent être utilisés régulièrement.
Et puis, n'oubliez pas, faites de l'exercice : choisissez un sport qui vous convient, c'est le complément indispensable à l'équilibre de votre santé.

Détoxiquez également votre esprit en transformant vos habitudes mentales :

→ évitez les critiques et la jalousie qui fabriquent la colère et bloquent le *qi* du foie ;

→ évitez l'envie qui accumule de l'amertume dans la vésicule biliaire et qui finit en cailloux ;

→ évitez les désirs exacerbés et les jugements qui font flamber le *qi yang* du cœur ;

→ évitez le ressentiment et la haine qui alourdissent le sang, écrasent le *qi* de la rate et produisent de l'acidité dans l'estomac ;

→ évitez les regrets et chassez la tristesse : tous deux entravent vos espoirs et compriment le *qi* des poumons ;

→ évitez de vous replier sur vous-même : l'égocentrisme engendre la peur et dresse un barrage devant le qi des reins.

En suivant cette prescription corps/esprit, vous devenez votre propre thérapeute, vous préparant ainsi à devenir celui des autres.

→ Placez une chaise non loin de vous, mais pour le moment, tenez-vous debout. Commencez à secouer vigoureusement vos mains puis laissez tout le poids du corps tomber en avant et secouez-vous à la manière d'un chien qui s'ébroue en sortant de l'eau. Imaginez que vous vous débarrassez ainsi de tout ce qui est collant, gênant ou obstruant, au sens propre comme au sens figuré. 1

→ Cessez le mouvement du corps après une minute de pratique pour remuer tous les doigts de vos mains en pianotant dans le vide pendant une minute (les bras sont le long du corps). 2

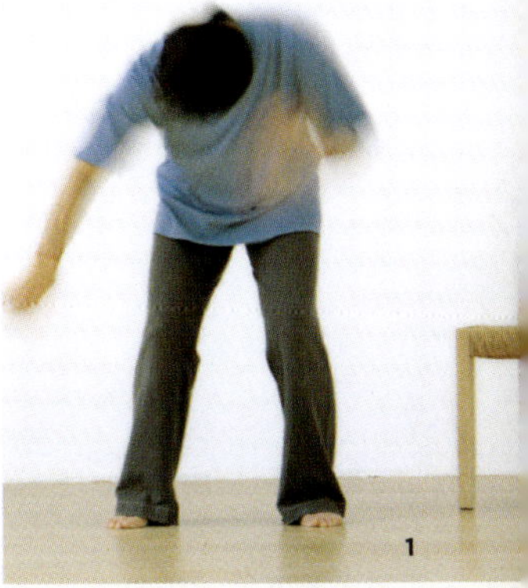

1

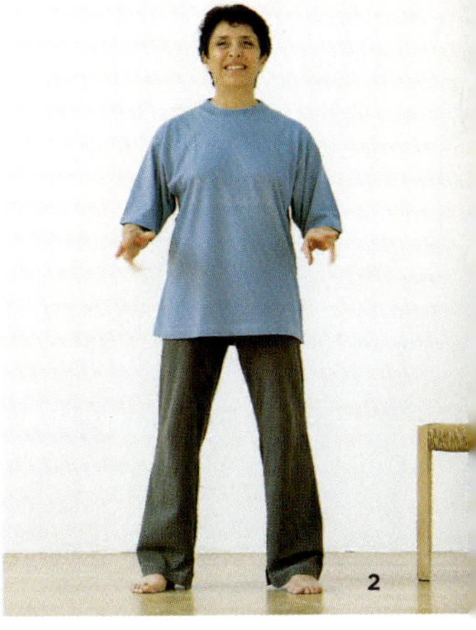

2

→ Asseyez-vous ensuite sur la chaise en croisant les pieds que vous posez ensuite à plat sur le sol. 3
→ Placez vos mains au niveau de votre cœur et frottez les paumes l'une contre l'autre en inspirant largement et profondément.
→ Inspirez et maintenez votre souffle, poumons remplis, quelques instants avant d'expirer, en renouvelant mentalement votre intention d'être capable de transmettre un *qi* bénéfique à tous ceux qui en ont besoin. À ce moment, vos mains sont jointes comme pour adresser une prière.
→ Inspirez ensuite longuement en ouvrant vos bras de chaque côté jusqu'au niveau des épaules – les doigts des mains pointent le ciel, les paumes sont tournées vers l'extérieur – tandis que vous décroisez vos pieds en douceur, les faisant glisser à plat contre le sol, simultanément au mouvement des bras. 4
→ Reprenez ce même mouvement une dizaine de fois.
→ Toujours assis sur la chaise, les pieds légèrement séparés, les mains à plat sur vos genoux et le dos droit, efforcez-vous en toute tranquillité de suivre le parcours de votre souffle inspir/expir à l'intérieur des voies de l'énergie qui est en vous. 5

CONSEIL

À moins d'être acupuncteur, vous ignorez le trajet des méridiens ; vous allez donc visualiser l'ensemble de votre corps parcouru d'un courant lumineux électromagnétique représentant votre qi. Vous le verrez vert et constructif dans la région du foie, rouge et réchauffant dans la région du cœur, jaune et stabilisant dans la région de la rate, blanc et dégageant dans la région du poumon, bleu foncé et rafraîchissant dans la région des reins.

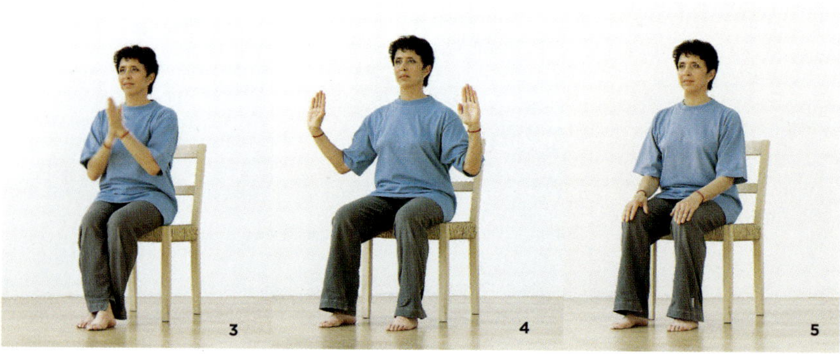
3 4 5

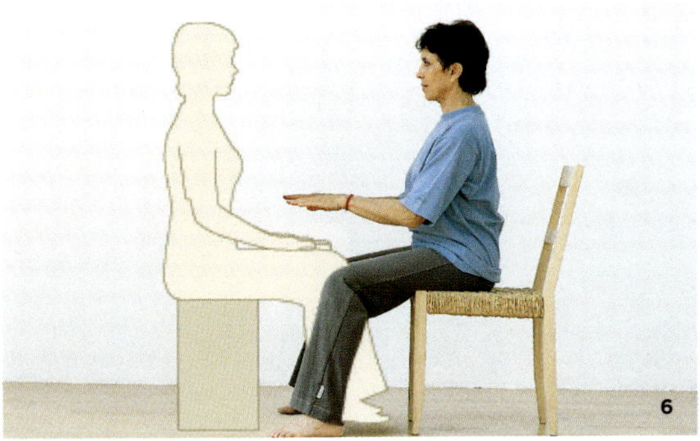
6

→ Dirigez-vous vers la personne en demande et asseyez-vous face à elle dans la même position que précédemment. 6
→ Placez vos jambes à l'extérieur des siennes, comme pour les encadrer.
→ Après quelques secondes pour établir le calme dans les esprits, demandez à votre partenaire de placer ses mains sur les cuisses, les paumes tournées vers le Ciel. Recouvrez-les sans toutefois les toucher, vos paumes sont face aux siennes, au-dessus.
→ Inspirez profondément et expirez en soufflant doucement par la bouche en direction du centre de son cœur, pendant que vous renouvelez mentalement votre intention de lui venir en aide au moyen du *qi* conduit et porté par votre souffle. Visualisez le *qi* pénétrant dans son cœur énergétique se diffuser partout dans son corps pour aller se concentrer dans la région en difficulté.
→ Reprenez cet exercice une dizaine de fois.
→ Lorsque vous avez terminé, restez quelques instants face à face, immobiles et tranquilles, en respirant librement, sans pensées.
→ Après cela, passez-vous les mains et les avant-bras sous l'eau froide.

CONSEIL

Ne retirez aucun orgueil de ce que vous faites pour autrui, tout ceci est normal et donné à toute personne qui s'en donne la peine. Une attitude de fierté détruirait le moindre bienfait. Dans la mesure où toutes les conditions sont réunies, vous êtes désormais prêt à transmettre le qi guérisseur.

NO STRESS

QI GONG SPIRITUEL

LE KOAN DE L'ARBRE

La méthode Véda qi gong propose d'étudier la célèbre posture de l'arbre selon sa pratique traditionnelle, en y associant le moyen d'un koan.

Depuis la terre où il prend ses racines, l'arbre élance son énergie vitale vers le ciel, d'où il reçoit le rayonnement cosmique. Cet échange lui permet de traverser les cycles saisonniers, immuablement. L'arbre est le frère végétal de l'homme qui, tout comme lui, éprouve le besoin de se nourrir de ses origines terrestres en comblant ses aspirations d'élévation.
Deux étudiants en qi gong discutent à propos d'un arbre : « L'arbre bouge, dit l'un. Non, c'est le vent, dit l'autre. » Le maître intervient : « Ce n'est ni le vent, ni l'arbre, mais l'esprit. » Placez-vous dans la posture de l'arbre, et faites-en l'expérience.

La posture et son koan

→ Debout, ouvrez les jambes de la largeur de vos épaules, les pieds parallèles, les bras le long du corps. Inspirez et expirez tranquillement jusqu'à ce que le calme vous rejoigne. 1

→ Puis, spontanément, laissez apparaître l'image mentale d'un arbre. Laissez-le venir naturellement, sans chercher à le construire. Il est là, devant vous, il représente l'énergie dont vous avez besoin. Observez-le, puis faites-le s'approcher de vous.

→ Inspirez largement et profondément en fléchissant les genoux tout en montant les bras arrondis devant le centre du buste. La pointe de vos genoux fléchis est dans l'alignement de la pointe de vos orteils. 2

→ Le bas de votre dos est descendu, comme si vous alliez vous asseoir. Votre colonne vertébrale est allongée, semblable à un chemin montant vers le ciel. La nuque est étirée et le menton rentré.

CONSEIL

Vous pouvez le répéter plusieurs fois sans automatisme, il est l'outil révélateur du sens profond de ce que vous êtes en train de faire. Toutefois, ce n'est qu'en vous y exerçant que vous pourrez comprendre la valeur de ce travail sur le corps et l'esprit. Les progrès venant, vous passerez des quelques minutes du début au temps qui convient à votre accomplissement.

À SAVOIR

**À l'origine, le mot « koan » traduisait un parcours mental, une réflexion intellectuelle aboutissant à la résolution d'une énigme judiciaire ou sociale.
Par la suite, les maîtres zen des traditions bouddhistes japonaise et coréenne utilisèrent les koans comme des moyens habiles pour ouvrir l'esprit, pour aller « au-delà » de la pensée.**

Le sommet de votre crâne s'élève dans l'espace. Votre regard, légèrement dirigé vers le bas, sans tension, ne regarde rien. Les mâchoires détendues, vos lèvres reposent l'une contre l'autre moelleusement, tandis que la pointe de la langue se colle au palais, derrière les incisives.

→ Maintenez les épaules et les bras arrondis souplement, tout en conservant les coudes relevés. Les mains semblent posées en douceur sur le tronc de l'arbre que vous enlacez.

→ Vos pieds, bien ancrés dans le sol, leur plante largement ouverte au contact de la terre, vous offrent le moyen de ressentir les puissantes racines de l'arbre s'unissant à vos propres racines énergétiques.

→ Inspirez, expirez, sans effort, sans vous préoccuper des petites difficultés survenant dans les bras ou dans les jambes. Elles ne tarderont pas à disparaître.

→ Lorsque vous vous sentez prêt, intégrez le koan à votre posture : « Ce n'est ni le vent, ni l'arbre, mais l'esprit. »

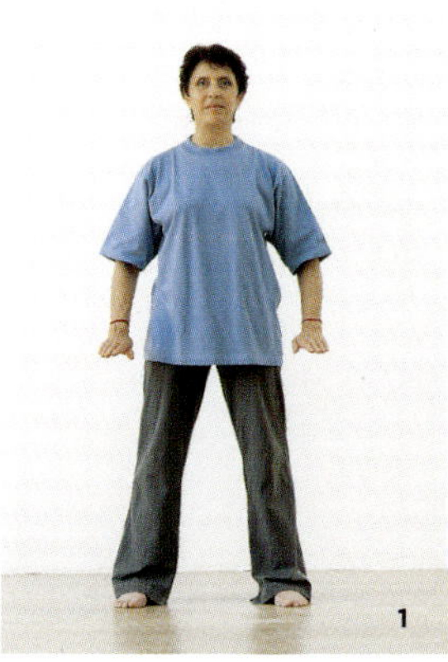

1

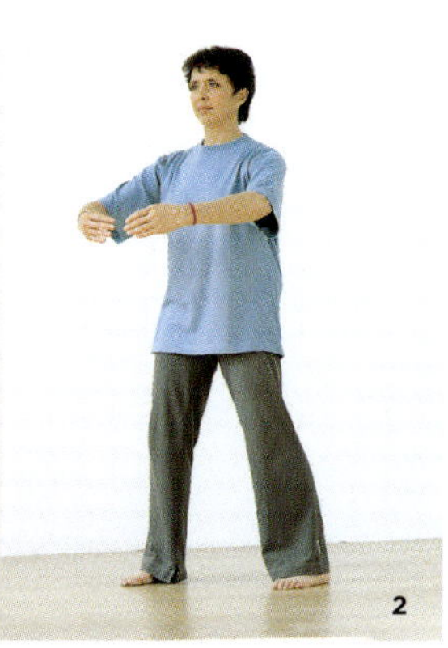

2

Est-ce une question posée par l'étudiant ? Est-ce la réponse du maître ? Là est tout le secret du koan, en lequel se trouve la formulation à la fois du problème et de sa solution. L'idée d'établir un lien entre une attitude posturale maintenue immobile le plus longtemps possible et un koan favorisant un vaste mouvement de l'esprit, a pour but de délivrer le pratiquant des contraintes corporelles et psychiques. Ainsi, rester quelques minutes ou une heure sans bouger dans une attitude en compagnie d'un koan vous donne un message et son sens. Les deux correspondent à votre démarche personnelle et au sens caché de votre engagement. À vous de les découvrir maintenant.

OUVRIR LA PORTE DANS LA MONTAGNE

Émergence de la terre, la montagne illustre l'un des innombrables corps de la planète, au même titre que les arbres, les plantes ou les pierres. Symbole d'immuabilité, elle transmet à qui la contemple la force d'acquérir la stabilité, la confiance en soi et la reconnaissance des valeurs authentiques.

La posture et son *koan*

→ Debout, les jambes ouvertes de la largeur de vos épaules, les pieds parallèles, le dos et la tête bien droits, les bras tombent naturellement de chaque côté. Calmez et étirez votre souffle en respirant quelques instants longuement et sans effort. 1

→ Ayant ainsi positionné votre « montagne corporelle », examinez votre esprit. Où en êtes-vous ? Cherchez-vous encore quelques buts à atteindre ou bien acceptez-vous l'idée que le but, c'est vous ? « Ouvrir la porte dans la montagne » consiste à méditer sur cette question pendant que vous prenez la posture suivante : inspirez en montant les bras de chaque côté du buste, les coudes fléchis ; la paume des mains est tournée vers l'extérieur.

→ Expirez en étirant les bras horizontalement tout en gardant une souplesse au niveau des coudes. Les mains sont dans l'attitude flexe (comme pour repousser un mur), les doigts collés les uns aux autres et les genoux fléchis, perpendiculaires à l'axe de vos pieds. 2

→ Maintenez cette position le temps de votre méditation. La difficulté du maintien se fait rapidement sentir au niveau des bras et des épaules.

→ Soufflez quelques instants en descendant les bras, puis reprenez la précédente position. 3

À SAVOIR

Le *koan* associé à cette pratique montre la vanité à vouloir limiter le parcours spirituel. Dire qu'il y a des portes à franchir, des niveaux à atteindre, des sommets à conquérir, revient à emprisonner l'énergie dans la bouteille d'un ego ignorant. Tant que l'on cherche à rationaliser, à vouloir tout expliquer, tout prouver, les contraintes et les difficultés s'accumulent. Telle est la leçon à tirer de cette posture et de son *koan*.

→ Laissez votre corps souple, la force concentrée dans ses bases, sous la plante des pieds, au centre du ventre et des reins.

→ Puis, en maintenant la posture, aidé d'un souffle régulier, étudiez tranquillement votre *koan*, récitez-le en vous-même simplement, sans effort, pour parvenir à n'en conserver que trois mots « passe sans porte ». Répétez ces mots, faites-les vibrer dans votre cœur, sous la plante des pieds, dans la paume des mains. Le corps finit par se taire et se laisser dissoudre dans la lumière de l'esprit.

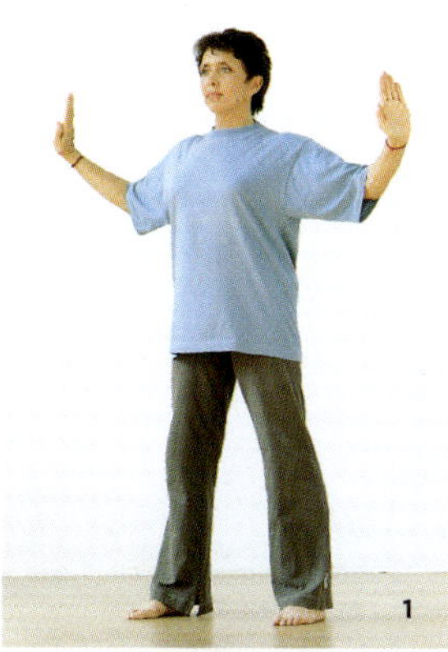
1

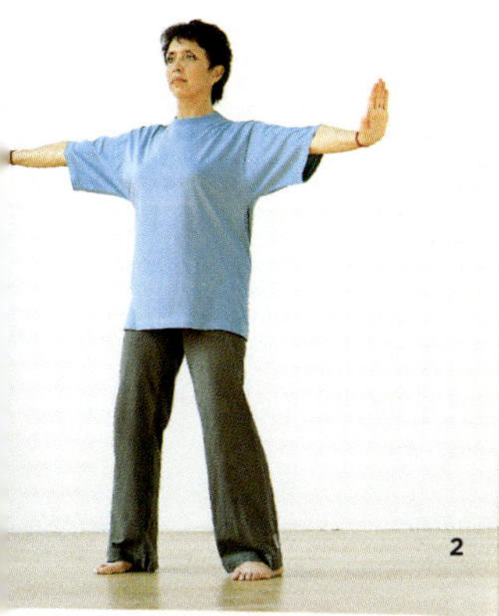
2

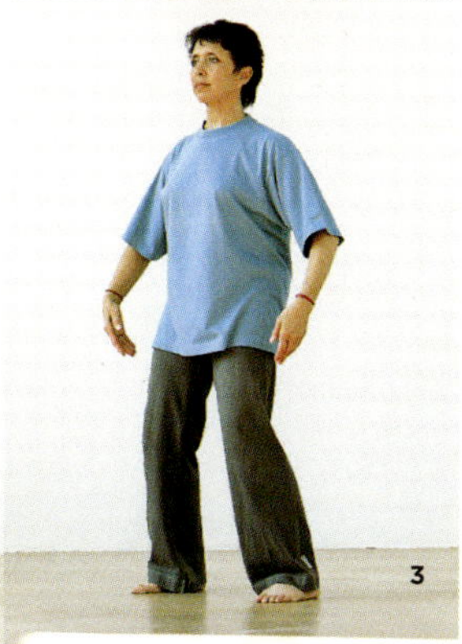
3

EFFETS INTERNES

Cette pratique stabilise les émotions, équilibre les courants physiologiques et énergétiques, et ouvre la conscience spirituelle.

EFFETS EXTERNES

Elle renforce les muscles des jambes, des bras et des épaules et améliore l'endurance.

CONSEILS

1. Faites quelques premières expériences au cours desquelles vous prendrez la mesure des difficultés à tenir le corps et le mental en place. Puis, sans vous décourager, mettez-vous à l'œuvre de vous-même en stimulant votre motivation avec la lecture approfondie du texte.

2. Ne cherchez pas à vous expliquer le *koan*, laissez-le venir vous imprégner de sa sagesse millénaire. La découverte vous appartient…

LE QI GONG DE LA VACUITÉ

Le *koan* est un moyen habile d'identifier ce qui n'a ni corps, ni saveur, ni image, et qui ne peut être saisi selon notre compréhension habituelle.

Dessinez sur une feuille blanche un bonhomme de neige, en prenant autant de plaisir qu'un enfant à le faire. Puis posez-lui cette question formulée par le poète japonais Natsume Soseki (1867-1916) : « Quelle est ta nature originelle, bonhomme de neige ? » Pendant que celui-ci réfléchit à la réponse qu'il va vous donner, commencez le qi gong de la vacuité.

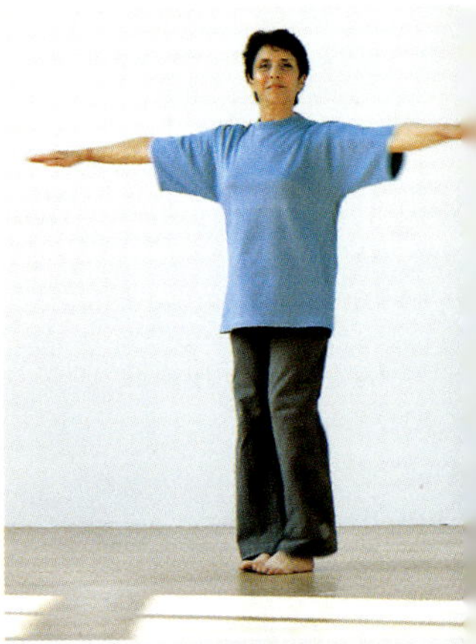

Pratique n° 1 : la neige tourbillonne et les flocons s'amassent

→ Debout, jambes réunies, ouvrez vos bras de chaque côté, horizontalement, paume des mains face au sol. 1

→ Dans cette position, tournoyez sur vous-même, dans le sens des aiguilles d'une montre, sans séparer vos pieds. Faites ainsi une dizaine de tours. 2

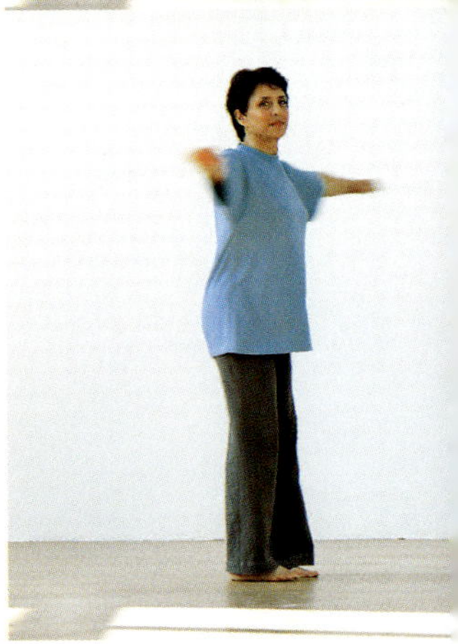

→ Puis laissez-vous littéralement descendre pour vous accroupir à la mode chinoise, c'est-à-dire le postérieur baissé, le dos droit, les jambes ouvertes et fléchies en conservant les talons et toute la plante du pied posée sur le sol. Croisez les bras sur les genoux. Dans cette posture, inspirez et expirez au moins cinq fois de suite, sans précipitation. 3

→ C'est à ce moment-là que le bonhomme de neige vous déclare : « Répondre à une telle question m'engage à un travail de fond, une exploration intérieure si vaste que j'ai peur de me perdre. » Ne vous laissez pas décourager et reposez votre question : « Bonhomme de neige, quelle est ta nature originelle ? » Pour lui accorder le temps de la réflexion, redressez-vous et reprenez vos tournoiements dans l'espace en parcourant cette fois quatre lignes diagonales : effectuez cinq à dix tours en vous déplaçant légèrement vers les quatre coins d'une pièce, par exemple. Arrivé au terme de chaque axe, reprenez la posture assise à la chinoise, accompagnée de vos cinq respirations.

→ Durant chaque pause respiratoire, analysez les quatre réponses données par votre bonhomme de neige. Soyez très attentif à ses réponses.

→ Première réponse : « Jusqu'à cette question, j'ai cru être un bonhomme de neige et cela me suffit. Mais en réfléchissant à ma nature originelle, je me suis aperçu qu'elle était faite d'eau. »

→ Deuxième réponse : « Si je comprends bien ma nature originelle, je suis donc venu de l'eau et à l'eau, je retournerai... »

→ Troisième réponse : « Moi qui croyais me tenir éternellement au milieu de ce champ, voici que je commence à fondre. Et plus je pleure sur la réalité qui m'échappe, plus je fonds. »

→ Quatrième réponse : « Tout ce qu'il reste de moi est cette petite flaque d'eau étendue face contre terre. Le soleil qui brille et l'air qui m'absorbe auront raison de cette nature originelle que je croyais être la mienne. Mais alors, qui suis-je ? » Cette question revient à ceux qui ont la certitude d'être ce qu'ils sont. Si vous voulez aller plus loin et dépasser les limites de votre propre esprit, l'exercice suivant vous concerne.

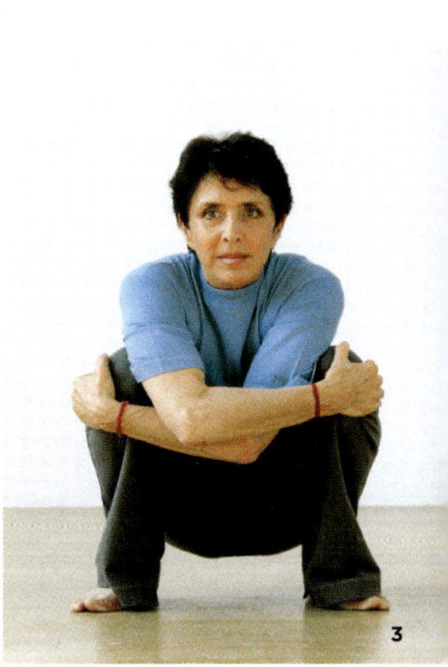
3

Pratique n° 2 : rouler comme une boule sur la Terre, comme un flocon de neige, comme un son dans l'espace infini

→ Tenez-vous debout, les pieds légèrement séparés, le corps détendu. Le geste que vous allez faire réclame de la précision. 4

→ Avec votre bras droit, dessinez un cercle vertical devant votre buste. Le mouvement part depuis le centre de votre buste et se dirige vers l'extérieur, droit devant vous.

→ En parallèle, exactement dans le même temps, dessinez avec votre bras gauche le même cercle mais dans le sens inverse : le mouvement partira cette fois depuis l'espace extérieur pour se diriger vers le centre de votre buste.

→ Accomplissez ces mouvements une cinquantaine à une centaine de fois.

→ Laissez cette boule d'énergie que vous déployez avec vos bras rouler de l'extérieur à l'intérieur de vous, puis de l'intérieur à l'extérieur, inexorablement.

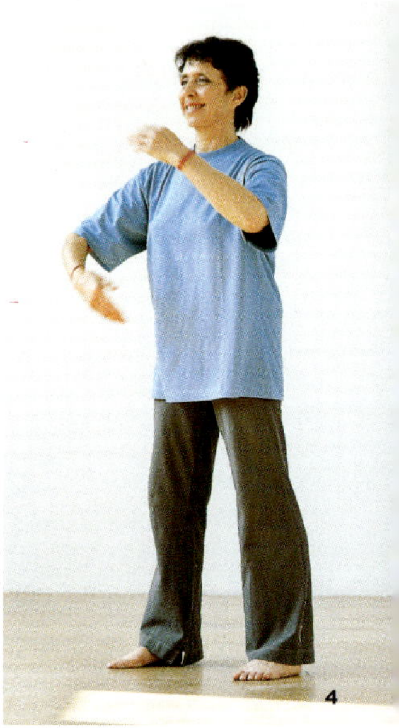
4

CONSEIL

Ce simple mouvement est un puissant qi gong absorbeur de pensées, initiateur du calme mental. Ce n'est que lorsque vous serez devenu vous-même ce calme que vous pourrez passer à la séquence suivante.

Pratique n° 3 : approcher la vacuité

→ Asseyez-vous sur votre zafu, les jambes croisées, les mains posées sur vos genoux. [5]

→ « Être ou ne pas être ? » Reprenez cette fois-ci pour vous-même la question du bonhomme de neige et tranquillement, laissez-vous décliner les réponses jusqu'à ce que vous parveniez à devenir l'essence de l'énergie qui vous anime.

→ À cet instant, une nouvelle question apparaît : « Quelle est l'essence du *qi* ? »

→ Méditez car il n'y a pas de réponse.

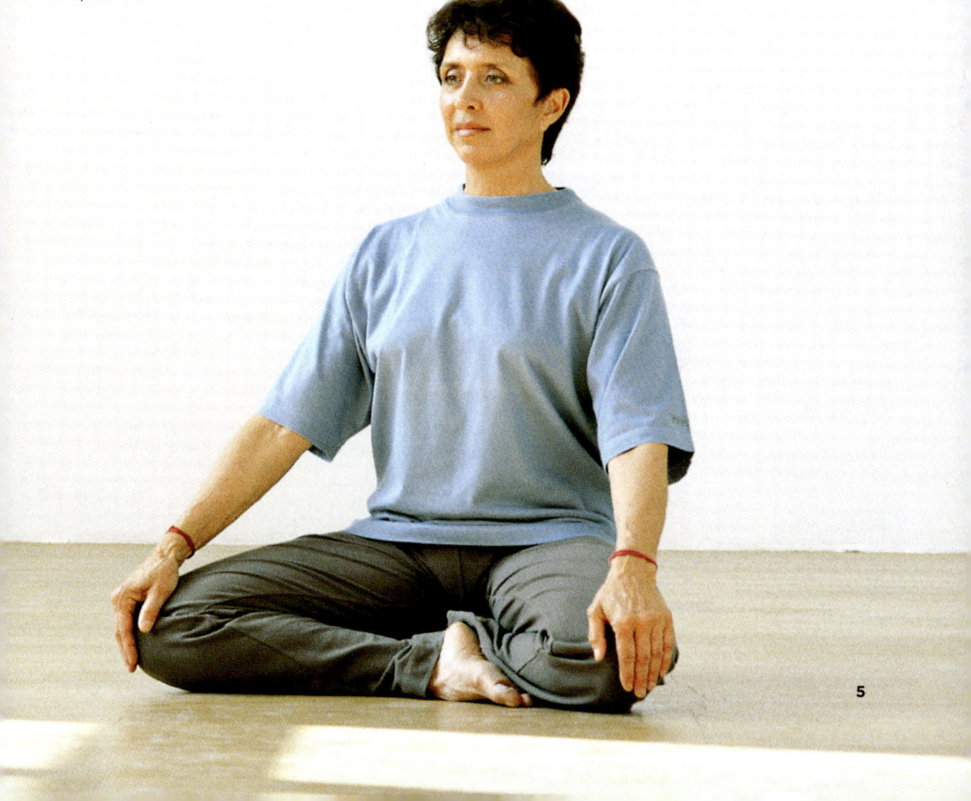

5

NO STRESS

QI GONG MÉDIDATIF EN ACTION

ÉCLAIRCIR ET DÉTENDRE L'ESPRIT

Cultiver un esprit clair, c'est d'abord mettre de l'ordre dans ses idées, faire le choix de ses pensées en déterminant ses priorités.

Pour savoir ce que l'on veut vraiment, il faut connaître ses motivations profondes et ne pas imaginer que cela soit aussi simple qu'on pourrait le croire. Cela nécessite le retrait du mental et la détente de l'esprit. Le qi gong méditatif utilise le mouvement répétitif pour aider le mental à faire abstraction des désirs passionnels, créateurs d'images et de pensées désordonnées. Chacun suit son propre chemin avec le désir d'atteindre le but qu'il s'est fixé.
Pour parvenir à l'accomplissement, une volonté calme, assidue et inébranlable est nécessaire, quelles que soient les apparences placées sur le chemin. Cette volonté ne doit causer aucune nuisance et ne doit pas être agressive, seulement claire, détendue et... persévérante. Lorsque les idées sont claires et les pensées détendues, l'esprit est fort. Utiliser son esprit pour diriger sa vie, c'est cultiver son *shen qi*.

→ Debout, les pieds joints, inspirez en montant le bras droit verticalement sur le côté droit, paume de la main tournée face au ciel. **1**
→ Puis courbez le buste et le bras droit latéralement vers le côté gauche.
→ Laissez ensuite le bras droit redescendre et passer devant le buste qui se redresse. **2**
→ Puis expirez en dégageant la pointe du pied gauche d'un pas en arrière, tout en repoussant le bras gauche vers l'arrière.

EFFETS INTERNES

Cette forme de qi gong, moins répandue que l'expression gymnique, apporte un bien-être immédiat. Le mouvement enchaîné en boucle de manière répétitive place le corps et l'esprit dans un même état d'abandon au calme. Vous vous sentirez relaxé, prêt à la méditation.
Les battements du cœur ralentissent, l'agitation mentale s'apaise, le souffle se libère.

EFFETS EXTERNES

Vous assouplirez votre taille et coordonnerez mieux vos mouvements.

→ Dégagez ensuite le pied droit d'un pas en avant tout en repoussant le bras droit vers l'avant. **3**
→ Enchaînez ces mouvements d'un côté puis de l'autre au moins une dizaine de fois, en accordant le rythme de l'exécution au rythme respiratoire lent et tranquille.
→ Puis refermez les pieds.

CONSEILS

Effectuez les mouvements lentement et bien enchaînés. Et surtout, ne vous privez pas d'utiliser le plus souvent ce merveilleux qi gong.

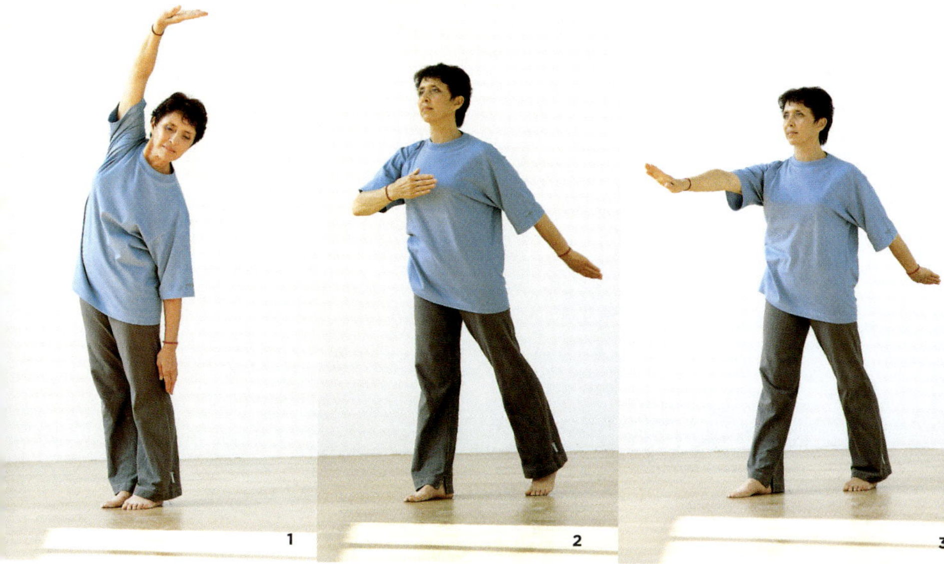

UNE FLEUR DE LOTUS DANS LE CŒUR

Placer le corps dans l'immobilité d'une posture et ne plus en bouger, suffisamment longtemps, aide considérablement à discipliner l'esprit.

L'activité ne doit pas être un obstacle à la méditation. Bien souvent, les aspirants à la tranquillité trouvent contraignant le fait de devoir se poser. Ils voudraient méditer, mais ne savent pas où caser cet instant très spécial où il faut arrêter de bouger et même de penser.
Si un désir très fort de sérénité vous pousse à pressentir d'autres valeurs que celles affichées aux rendements immédiats, à n'en plus douter, il vous faut méditer !

Pratique n° 1 : le bouton fermé [1]

→ Assis sur un zafu, réunissez vos mains devant le centre de la poitrine, la pulpe des doigts en contact et les poignets collés. Laissez un espace à l'intérieur des paumes. Les avant-bras sont ouverts et soutenus, la pointe des coudes est étirée de chaque côté.
→ Par ce geste, vos mains prennent la forme d'un bouton de fleur de lotus.
→ Exécutez ainsi quelques respirations lentes et profondes, le temps de vous imprégner du symbole support de votre méditation. Comme toujours en qi gong, le mouvement physique, mental et respiratoire crée une réalité interne.

Pratique n° 2 : le bouton ouvert [2]

→ Inspirez profondément et concentrez votre attention au centre de votre cœur.
→ Expirez lentement tout en ouvrant vos mains en forme de corolle. Seuls les poignets, les petits doigts et les pouces restent en contact.

EFFETS INTERNES

Outre le fait de vous initier à la méditation active, ce qi gong vous apporte un grand calme et, par la suite, une vraie sérénité. Tout ce qui en vous était contraire au bien-être se rallie peu à peu à l'apaisement que vous avez choisi. Le cœur reconnaît d'où lui viennent ces bienfaits, il produit en retour la stabilité nécessaire à l'équilibre de la santé.

EFFETS EXTERNES

L'heureuse détente inscrite sur votre visage et dans votre comportement favorise les bonnes relations. Au rendez-vous de la détente et du bien-être, la chance est toujours présente.

→ Reprenez ce même mouvement au fil des inspirs/expirs suivants. À l'inspiration, le bouton de lotus se ferme, pour s'ouvrir largement à l'expiration.

Pratique n° 3 : la fleur de lotus épanouie

→ Alors que la fleur de lotus s'épanouit dans le cœur, le geste s'amplifie.Comme précédemment, le souffle inspiré ramène la fleur de lotus en bouton. [3]
→ À l'expiration, les pétales de lotus s'étalent progressivement à leur aise dans l'espace d'un cœur libéré. Le geste prend de l'ampleur et vos mains se séparent, exprimant l'ouverture, la générosité et le bonheur d'une fleur épanouie.
→ Imaginez à présent que la fleur de lotus ait atteint toute sa maturité. Vos bras sont alors écartés sur les côtés et vos mains semblent tenir une corolle géante. [4]
→ Exercez-vous ainsi une dizaine de fois en revenant au départ, la fleur en bouton, à chaque expiration.
→ Lorsque vous vous sentez à l'aise avec le mouvement et avec la pratique mentale que vous êtes en train de vivre, levez-vous pour reprendre vos occupations en poursuivant le même exercice mentalement. Quoi que vous fassiez, la fleur de lotus s'épanouit dans le cœur si vous le désirez.

CONSEILS

Selon les circonstances, vous pratiquerez cette méditation active debout, assis ou allongé, en bougeant, en parlant ou dans le silence, sans exprimer une quelconque gêne dans la poursuite de vos occupations habituelles. Au début, vous devez tout de même apprendre à vous concentrer en un point et sur une image pour créer un réflexe fonctionnant par la suite à votre guise.

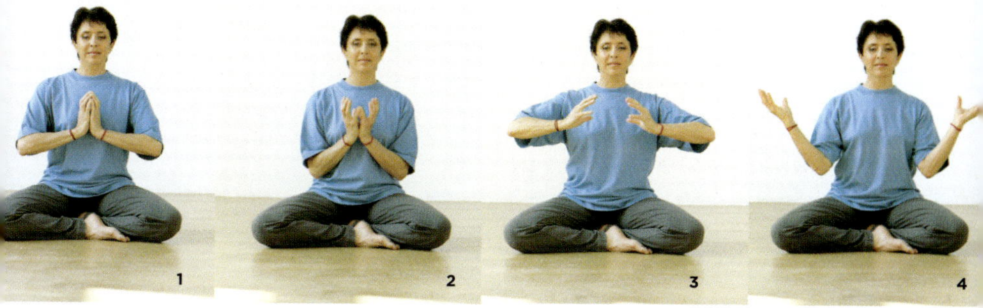

NO STRESS

QI GONG SAISONNIER

QI GONG DU PRINTEMPS

Au printemps, toutes les énergies en sommeil se réveillent, dans la nature et dans tout ce qui est vivant. L'air, autant que le souffle, devient plus léger, permettant au *qi* de s'élever. Un besoin de passer à l'action presse les corps et les esprits les plus engourdis.

Très réceptif à cette saison responsable du développement de son qi, le foie redoute les mouvements irréguliers du corps et de l'esprit. Les courants d'air, les variations de température, mais aussi les brusques changements d'humeur et les colères perturbent et alourdissent le mouvement léger physiologique et psychologique réclamé par l'organisme en cette saison.

→ Asseyez-vous à même le sol, les jambes croisées en tailleur, le dos bien redressé. Frottez vos mains l'une contre l'autre vigoureusement. **1**
→ Puis, en appliquant les paumes contre vos paupières closes, inspirez l'énergie sortant de vos mains en l'imaginant pénétrer dans vos yeux. Expirez en maintenant cette visualisation. **2**

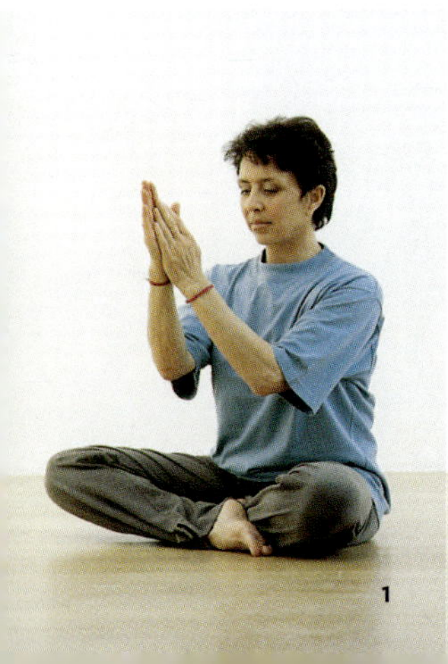
1

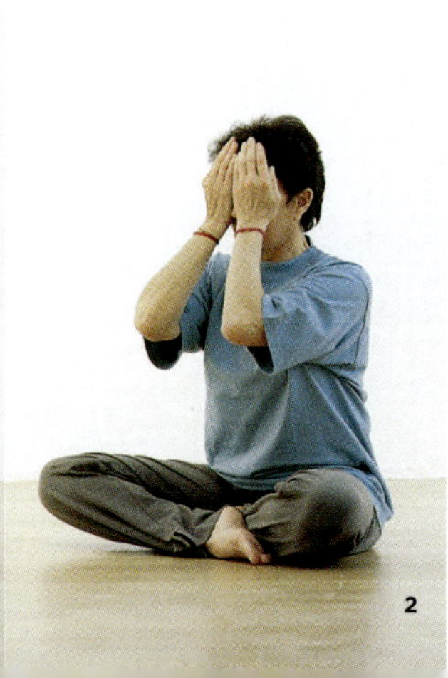
2

EFFETS INTERNES

En médecine chinoise, on dit que les yeux sont le regard du foie. Le premier exercice ravive leur énergie et stimule les fonctions oculaires et l'ensemble de votre corps tout en apaisant le mental. La posture étirée, jambes ouvertes, libère le flux du qi dans le méridien du foie qui circule également à l'intérieur des jambes.

EFFETS EXTERNES

Cet exercice permet un redressement vertébral, une ouverture du bassin et des hanches favorisant un déverrouillage des charnières articulaires, et un grand étirement musculaire.

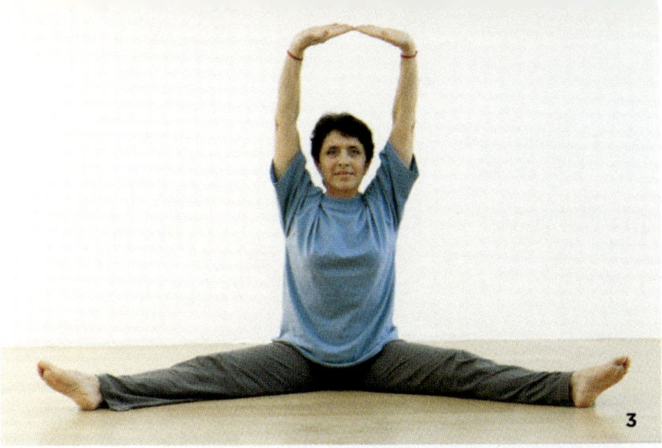

3

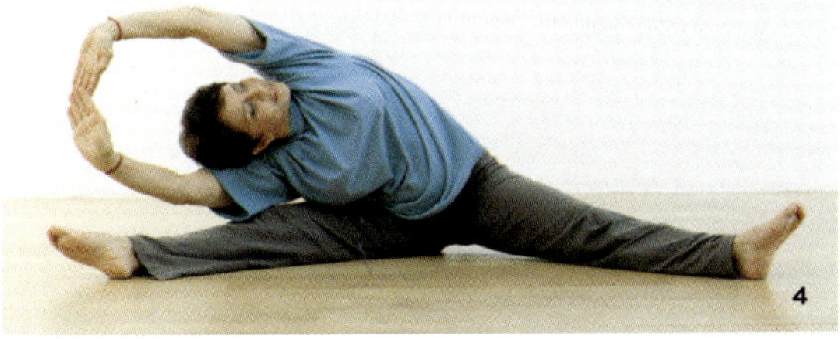

4

CONSEILS

Ne forcez en aucun cas, cela ne vous avancerait à rien.
Dans le premier exercice, appliquez-vous à visualiser une belle lumière bleu vert émanant de la paume de vos mains et pénétrant à l'intérieur de vos yeux.
Dans le second, visualisez cette même lumière partant du bord interne de vos gros orteils et remontant le long et sur la face interne de vos jambes pour aller rejoindre votre foie.
Prenez le temps de vous sentir vraiment bien.

→ Reprenez l'exercice cinq fois de suite.
→ Ouvrez les jambes de chaque côté en prenant soin de rester dans une position naturelle. Ne cherchez pas à faire le grand écart de face si vous n'y êtes pas entraîné. 3
→ Inspirez en joignant les mains devant votre buste et en montant les bras au-dessus de la tête paumes tournées vers le ciel.
→ Expirez en vous penchant latéralement sur la jambe droite. Les bras sont étirés, la tête reste dans leur encadrement. 4
→ Conservez cette attitude le temps de dix inspirs/expirs, en restant attentif au relâchement des tensions dans les jambes.
→ Reprenez ensuite depuis le tout début de la pratique en changeant de côté l'étirement latéral.

QI GONG DE L'ÉTÉ

Au regard de l'énergie universelle, l'été commémore la fête du grand yang correspondant à l'expansion de l'énergie saisonnière dans le corps. Le climat extérieur favorise la vie à l'air libre au contact du *qi* de la nature.

Faites votre possible pour régler vos journées au rythme du soleil : levez-vous tôt, couchez-vous tôt, évitez la suractivité, les efforts prolongés et la dispersion énergétique. Les exercices violents, la compétition ou toute autre chose susceptible de vous agiter en cette saison, saturent le cœur et font bouillir le sang. Choisissez cette période pour équilibrer vos valeurs yin/yang.

→ Debout, pieds joints, placez vos mains au centre de la poitrine (*dan tian* médian), le bout des doigts appliqué contre votre cœur. Cherchez à percevoir ses battements au rythme desquels vous accordez votre respiration. Par exemple, inspirez en comptant jusqu'à quatre et expirez de la même manière en suivant la vitesse de vos pulsations. **1**

EFFETS INTERNES
Vous régulerez le rythme cardiaque, harmoniserez l'appareil cardio-vasculaire, et stimulerez la circulation. Ce qi gong contribue à tempérer les excès émotionnels.

EFFETS EXTERNES
Outre un déverrouillage vertébral, vous assouplirez la taille.

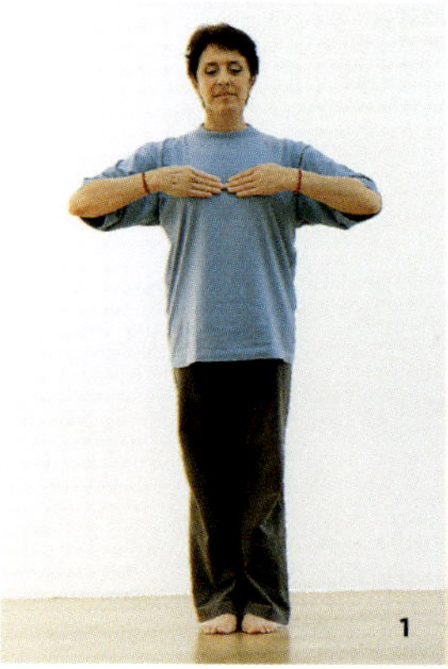
1

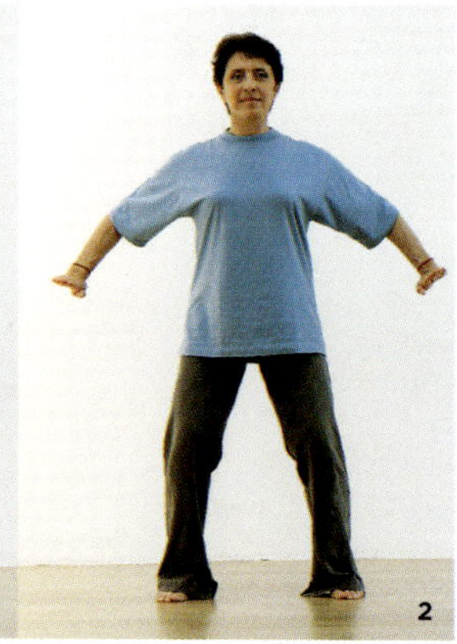
2

→ Lorsque vous vous sentez en harmonie avec le *qi* du cœur, inspirez et expirez en ouvrant les jambes de la largeur de vos épaules et fléchissez les genoux en abaissant les bras pour les ouvrir de chaque côté de la taille. Vos avant-bras et vos mains sont légèrement étendus vers l'arrière, paume tournée vers le sol. **2**
→ Restez dans cette attitude en continuant de compter vos inspirs/expirs, une dizaine de fois successives.
→ Joignez à nouveau les pieds pour lever vos bras ensemble, les mains collées l'une contre l'autre. **3**
→ Effectuez une légère rotation du buste vers la gauche, la tête levée en direction des mains dont les paumes font maintenant face au ciel.
→ Puis descendez vos bras pour repartir dans le même élan conjoint, vers la droite. **4**
→ Alternez quatre fois de suite la rotation du buste, sans précipitation. La respiration est libre et s'accomplit naturellement dans le mouvement.
→ Reprenez ensuite depuis le début une seconde fois, puis reposez-vous.

CONSEILS

Lorsque vous effectuez la 2e figure, pensez à porter votre attention et votre souffle au centre du ventre, dans le dan tian inférieur. En pratiquant le 3e mouvement, n'oubliez pas de diriger votre pensée sous la plante de vos pieds.

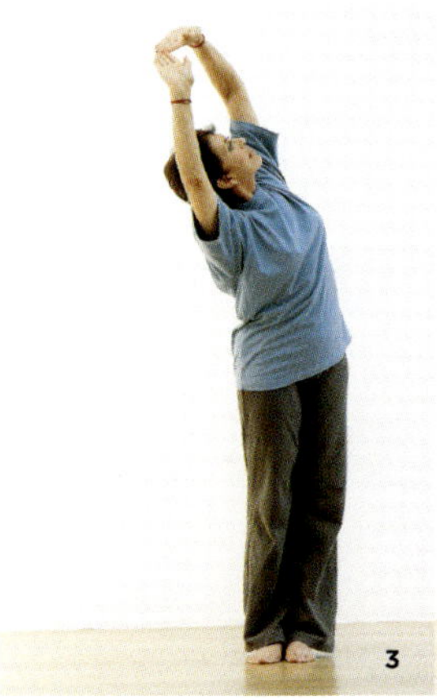
3

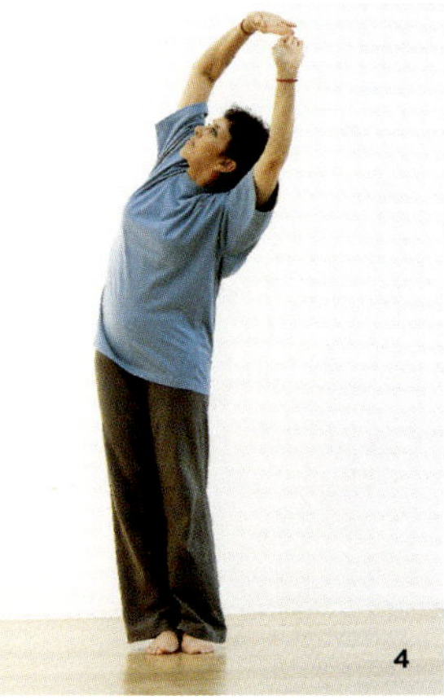
4

QI GONG DE L'AUTOMNE

Les changements de saison occasionnent des troubles liés aux conditions climatiques variables. En automne, la fraîcheur remplie d'humidité poussée par le vent, pénètre dans le corps insidieusement.

En relation avec l'énergie saisonnière, le *qi* des organes réagit en fonction de la capacité protectrice de *wei qi* (l'énergie défensive).
À l'automne, un coup de vent humide ou un excès de sécheresse dans l'air peuvent attaquer *wei qi*, ensemble ou séparément. Les douleurs articulaires, les rhumatismes, les ballonnements abdominaux et les troubles digestifs traduisent un dérèglement du *qi* de la rate.
En maintenant une bonne qualité de vos défenses immunitaires grâce à un mode de vie et de soins appropriés, la résistance de votre corps éloignera les symptômes saisonniers.

Stimuler l'énergie défensive

→ Debout, les pieds légèrement séparés, tapotez vigoureusement avec le bout de vos doigts réunis le long du sternum et de chacun de ses côtés en montant et en descendant une dizaine de fois. **1**
→ Puis inspirez profondément par le nez et expirez par à-coups en cinq étapes successives (prévoyez un mouchoir).

Détoxiquez-vous

→ Posez la main droite sous la cage thoracique à droite, et la main gauche sur le bas du dos : exercez avec les deux mains un massage tonique mais sans brutalité, en rotation de la droite vers la gauche. **2**
→ Faites le massage de la droite vers la gauche trente-six fois. Puis reprenez en inversant les mains.

EFFETS INTERNES

La première pratique produit un effet semblable à la pose de ventouses dans la région pulmonaire, stimulant la circulation et relançant le *qi* de défense. Le second mouvement dégage les filtres du foie et des reins pour parvenir à les aider à éliminer leurs toxines. L'énergie de la rate s'en trouve renforcée. Nécessaire en cette saison, ce qi gong vous permet d'aborder l'hiver avec une énergie renforcée.

EFFETS EXTERNES

Vous ressentirez une chaleur bénéfique et profitable à *wei qi*, circulant à la surface de la peau.

CONSEIL

Buvez suffisamment d'eau au cours de la journée.

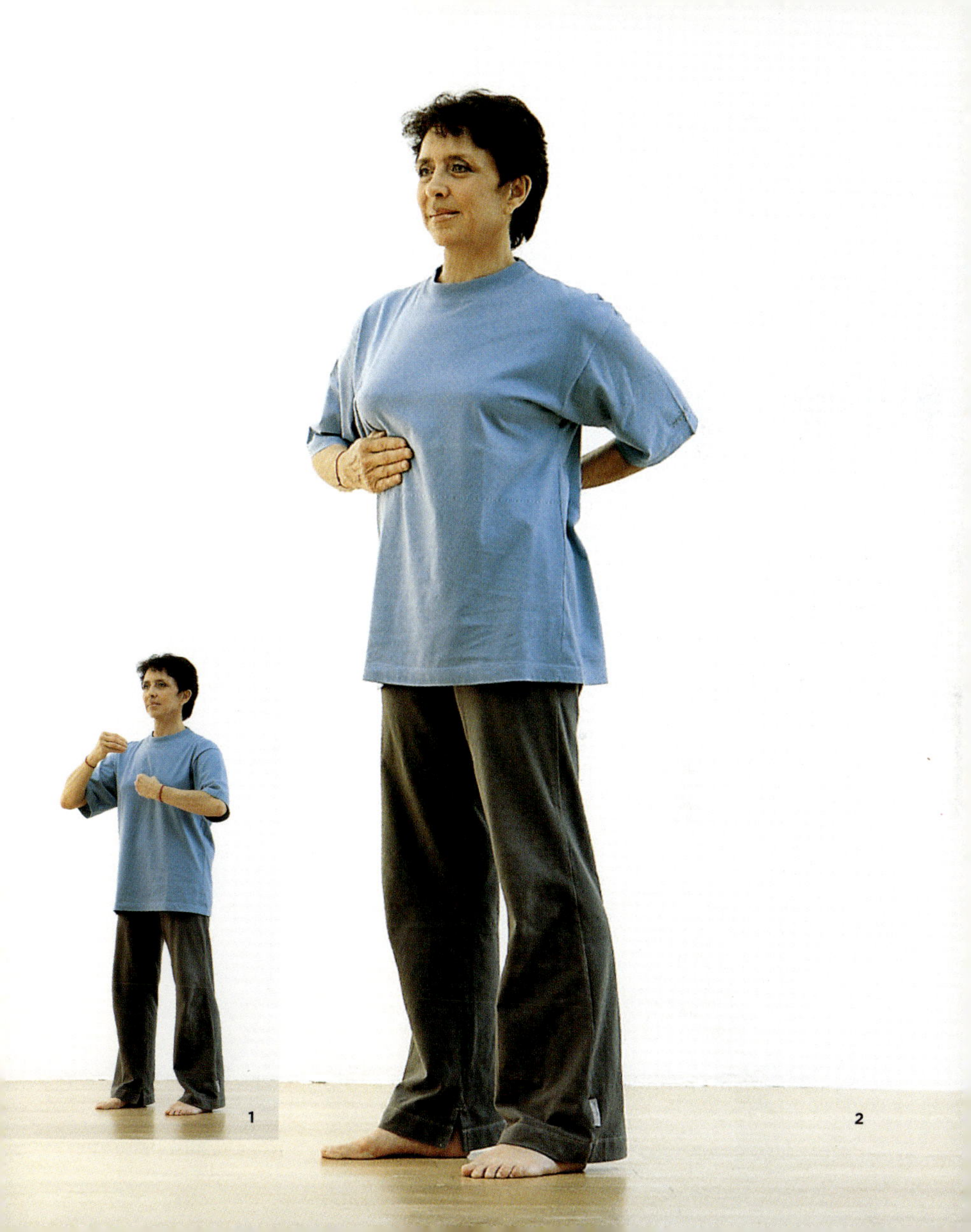

1

2

QI GONG DE L'HIVER

L'hiver est la saison des vents mouillés et froids dont l'énergie perverse (appelée *xié qi*) agresse facilement le corps humain.

La peau et les poils protègent l'organisme, c'est en eux que circule la première ligne défensive de *wei qi* (les défenses immunitaires). L'activité de *wei qi* est directement liée à celle du poumon. Si les attaques de vent froid se mesurent à une faible capacité immunitaire, au niveau de l'épiderme, du nez et de la gorge, elles pénètrent en profondeur pour y installer une maladie. L'énergie yang, support de l'immunité, doit être renforcée en hiver.

→ Debout, les pieds joints, inspirez par le nez. 1
→ Expirez par la bouche en ouvrant largement les jambes tout en pliant les genoux, et croisez les mains devant le ventre.
→ Séparez les mains en dégageant vos bras de chaque côté, comme si vous vouliez ouvrir l'espace. 2

EFFETS INTERNES

Vous améliorerez la circulation de l'énergie défensive et la communication du *qi* entre le haut (poumons) et le bas (reins), renforcerez la fonction respiratoire (yang), stimulerez et conserverez *jing qi*, l'énergie du corps (yin) dans les reins. L'équilibre ainsi acquis se manifestera au niveau de la barrière immunitaire, et vous garantira un bon hiver.

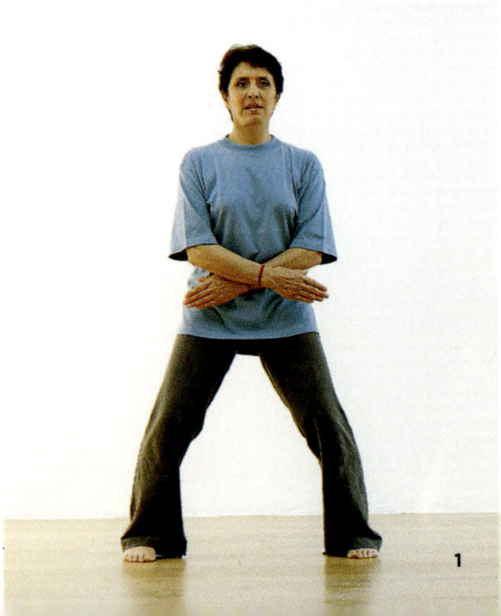

1

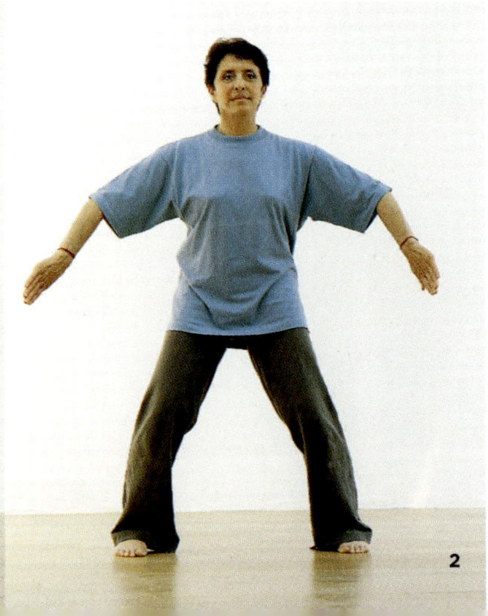

2

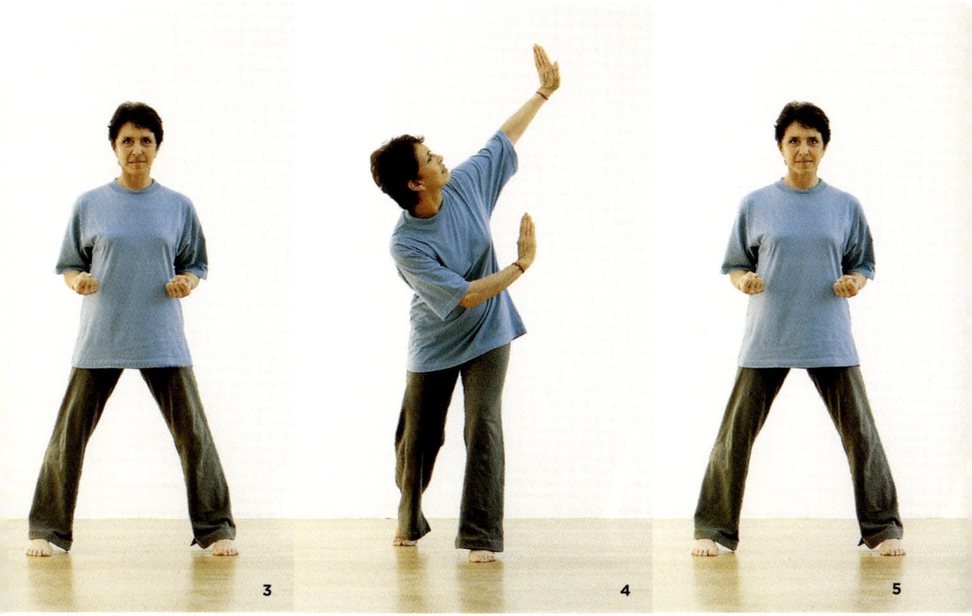

→ Inspirez et redressez vos jambes en les laissant ouvertes. Ramenez les bras collés contre les flancs, les poings fermés au niveau de la taille, phalanges vers le ciel. 3
→ Expirez par le nez en déplaçant le pied droit pour le placer en appui sur les orteils repliés à l'arrière du pied gauche resté en place. Les deux jambes sont fléchies. 4
→ Poussez vos bras vers la gauche et vers le haut, la tête redressée. Votre regard suit la direction de vos mains tendues vers le ciel. Le buste est penché vers l'avant, à demi descendu.
→ Inspirez et revenez à la troisième position. 5

EFFETS EXTERNES

Vous tonifierez les muscles des jambes et des cuisses, assouplirez la taille, étirerez le dos et déverrouillerez le bassin.

→ Expirez et reprenez la quatrième position, cette fois-ci dirigée vers la droite. 6

→ Inspirez en revenant à la troisième position mais en montant les bras et les poings fermés devant le buste jusqu'au centre de la poitrine. 7

→ Expirez par le nez en redressant les coudes à l'horizontale pour « lisser » le souffle en dégageant les mains, paumes tournées vers le sol, comme si vous effleuriez la surface de l'eau. 8

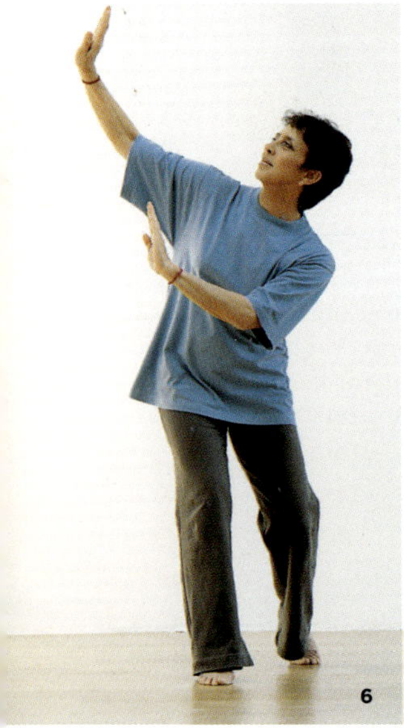
6

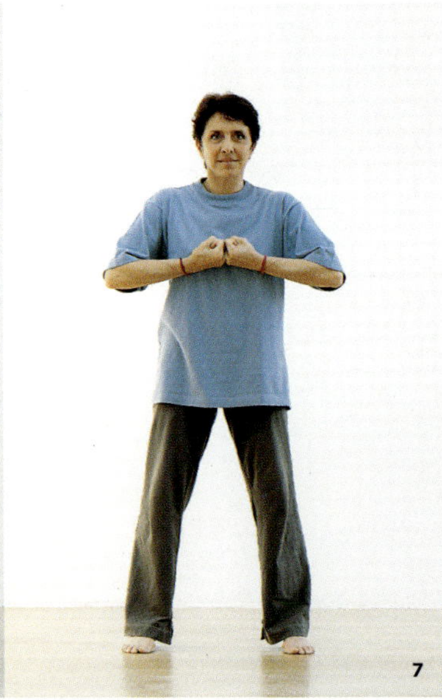
7

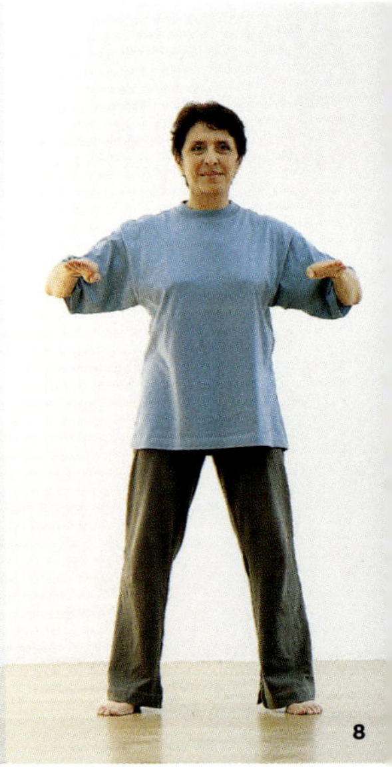
8

→ Inspirez et ramenez vos mains devant la poitrine en formant un cercle. [9]

→ Expirez en descendant les mains dans cette attitude le long de la ligne médiane, puis contournez la taille et venez poser vos poings fermés sur le bas de vos reins. [10]

→ Tambourinez les reins de vos deux poings fermés en respirant naturellement. Le buste est légèrement penché en avant, les jambes semi-fléchies, la tête dans le prolongement du dos. [11]

→ Enchaînez cet ensemble de mouvements entre deux et quatre fois de suite, suivant vos dispositions.

CONSEIL

Les auto-massages dans la région de *ming men*, des genoux et de la plante des pieds sont vivement recommandés après chaque séance.

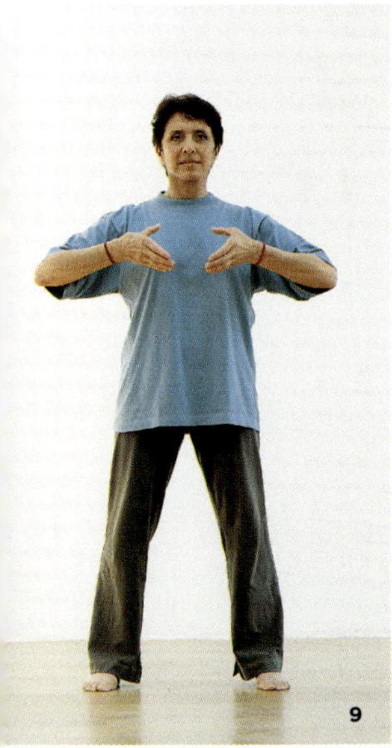

9

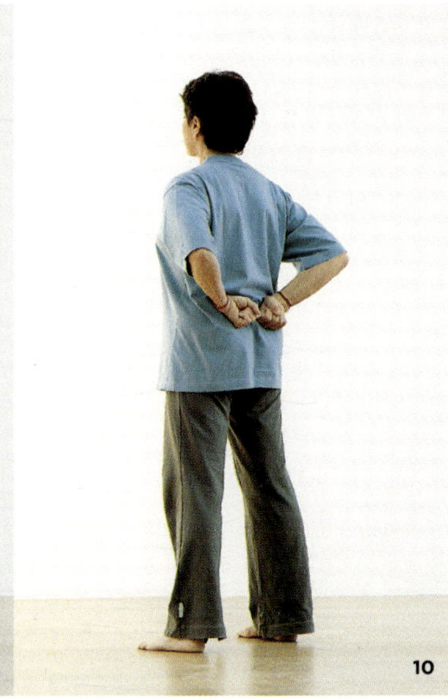

10

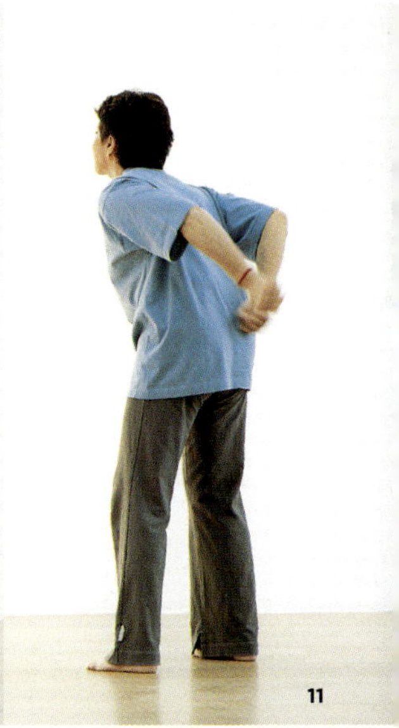

11

NO STRESS

VÉDA QI GONG

LES CINQ MOUVEMENTS DANS LES CINQ ÉLÉMENTS

Invisible et impalpable, l'énergie sans forme remplit l'espace de toute chose, de tout être et de l'univers entier. Elle contient le potentiel illimité de ce qui n'est pas encore créé, tout est donc possible dans n'importe quel domaine et à quelque niveau que ce soit.

Pratiquer le qi gong, c'est utiliser l'énergie universelle pour la concentrer dans la forme du corps, celle de la posture et dans le sens des enchaînements. Le but étant de transformer positivement la forme initiale du pratiquant, il s'agit tout autant d'exécuter les figures indiquées que de s'employer à les vivre correctement. Ce sont les deux aspects, les deux formes de l'énergie du corps et de l'esprit, dont la plus grande souffrance est d'ignorer les capacités infinies sommeillant au fond de chacun de nous.
La pratique de ce qi gong vous aidera à relativiser vos problèmes et les contrariétés qui leur sont liées, à découvrir l'énergie qui vous anime et que trop souvent vous bloquez. Pour ne plus vous priver d'apprécier les choses de la vie, il faut voir leur mouvement différemment.
Le schéma ci-contre vous présente 5 tempéraments parmi lesquels vous devez repérer votre comportement réactif le plus marqué. Reportez-vous ensuite aux explications correspondant à ce tempérament pour pouvoir suivre les indications données. Vous pourrez alors exercer votrecorps avec les mouvements indiqués pour votre classification. L'entraînement de l'esprit à un nouvel état d'être et l'entraînement corporel lié à l'énergie du cycle déterminé constituent votre qi gong personnalisé. Vous pouvez l'utiliser le temps qu'il vous plaira, en prenant soin de ne pas négliger la phrase-clé associée à l'exécution du mouvement.

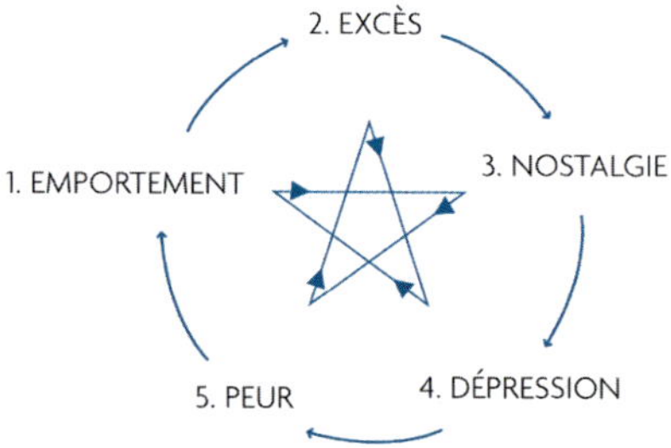

1. L'emportement

Les emportements, quels qu'ils soient, génèrent les excès.

Votre contrôle sur un comportement excessif doit s'exercer en reconnaissant cette attitude dommageable pour votre bien-être. Le remède consiste à vous imposer un temps de réflexion avant de vous enflammer.
Votre phrase-clé est : « Je suis responsable de ma vie. »

2. L'excès
Les excès en tout genre génèrent la nostalgie des plaisirs éphémères. Votre contrôle sur vos besoins toujours plus pressants doit s'exercer en prenant le temps de savourer l'instant présent.
Le remède est d'ignorer l'auto-conditionnement de votre ego.
Votre phrase-clé est : « Je respire un air de liberté. »

3. La nostalgie
La nostalgie du passé, la remémoration tournant à l'obsession génèrent la dépression.
Le contrôle sur votre capacité à produire une surabondance de pensées se fera en apprenant à vous méfier de cette part de vous-même, mauvaise conseillère. Le remède est de découvrir le côté léger dans lequel vous trouverez la part d'insouciance qui vous est nécessaire.
Votre phrase-clé est :
« Le meilleur est devant moi. »

4. La dépression
Les états dépressifs atteignent différents niveaux. Cet exercice convient aux phases débutantes d'un mal-être, lorsqu'il est encore temps de se prendre soi-même en charge. La dépression génère la peur de rien, de tout, obstruant les portes de sortie. Votre contrôle sur l'anxiété qui déjà vous étreint est de faire face à la situation et, surtout, de ne pas fuir. Le remède est de vous obliger à vous remuer, à tout bouger, à tout changer. Votre phrase-clé est : « J'ose, je fonce et je m'affirme. »

5. La peur
Un caractère timoré ou complexé, une grande timidité, empêche d'avancer et limite les chances de l'existence. Vue sous cet angle, la peur donne tendance à agir d'une manière imprévisible, générant les emportements. Votre contrôle sur l'inquiétude paralysante est la confiance en vous.
Le remède est de vous concentrer sur votre but et non sur l'image que les autres semblent vous renvoyer.
Votre phrase-clé est : « La peur n'existe pas, j'avance. »

Après un entraînement approprié à votre cas individuel, bien compris et bien vécu, vous pourrez « voyager » indifféremment dans l'un ou l'autre des cinq éléments, suivant vos inspirations du moment.

1. MARCHER SUR PLACE À GRANDES ENJAMBÉES

→ Debout, levez le pied gauche, le genou replié devant vous, le plus haut possible tandis que vous lancez le bras droit en avant, pour donner son élan à la jambe levée. Le bras gauche reste sur le côté gauche, légèrement en arrière. Le poids du corps est sur la jambe droite, tendue ou semi-fléchie. 1

→ Exécutez ce mouvement dynamique d'une jambe à l'autre dix fois de suite en répétant votre phrase-clé à haute voix.

→ Ouvrez légèrement les jambes, posez vos mains à plat de chaque côté de vos flancs et inspirez profondément par le nez. 2

→ Expirez par la bouche en soufflant fort, tout en fléchissant les jambes, les pieds bien parallèles, et en tendant les bras devant le buste pour tracer le chemin de conduite du souffle. 3

→ Réunissez les pieds l'un contre l'autre, placez la main droite sur votre foie en soulevant légèrement la côte droite. 4

→ Inspirez et expirez lentement et profondément par le nez, une dizaine de fois, au contact avec l'énergie de cet organe, en reprenant la phrase-clé, énoncée cette fois mentalement : inspirez « Je suis… » ; expirez « responsable de ma vie ».

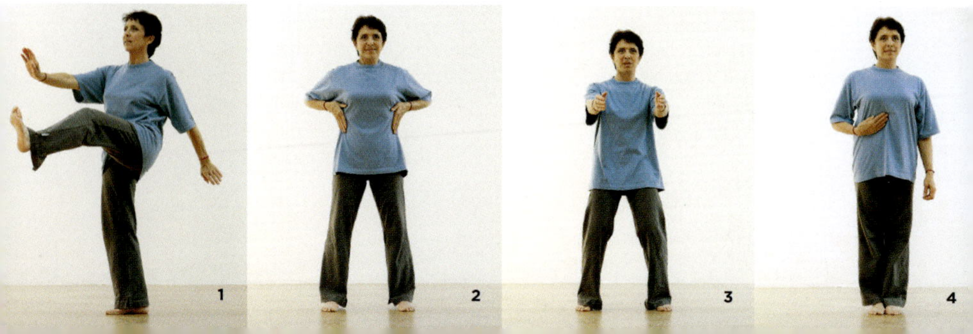

2. LA POUPÉE DE CHIFFON

→ Debout, secouez vos membres et tout votre corps comme s'il s'agissait d'une poupée de chiffon, jusqu'à ce que le mouvement s'accomplisse sans retenue, tout mou, tout détendu. En revanche, évitez d'être brutal et de vous fatiguer. Habituez votre corps à ce lâcher prise peu fréquent. 1

→ Ouvrez largement les pieds, les bras décollés du buste, paumes ouvertes vers l'extérieur, et fermez doucement les paupières. 2

→ Imaginez que la plante de vos pieds se vide de sa pression et que la paume de vos mains se remplit d'un air libre et pur remontant jusque dans votre cœur.

→ Restez quelques instants dans cette attitude en respirant librement à l'aide de votre phrase-clé : inspirez « je respire... » ; expirez « un air de liberté ».

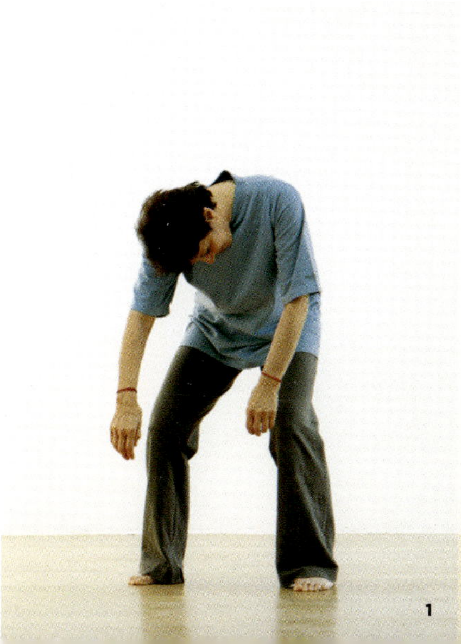

1

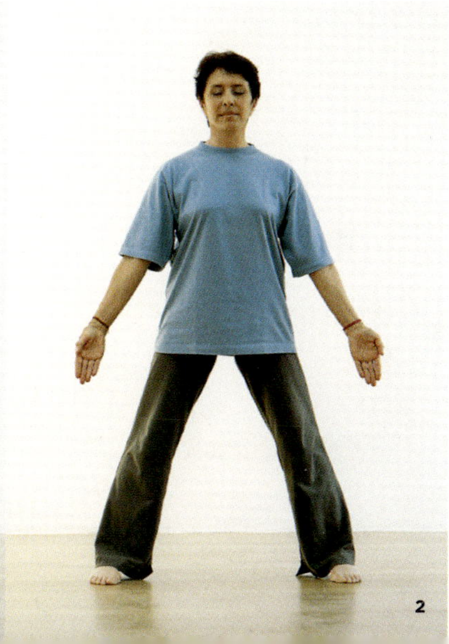

2

3. LA BARQUE ENCHANTÉE

→ Allongez-vous sur le dos et étendez-vous bien.
→ Inspirez et, dans l'expiration, soulevez la tête pour aller regarder votre estomac. Le haut du dos repose sur les omoplates et les mains contre vos cuisses.
→ Restez dans cette attitude le temps d'une dizaine de respirations.
→ Un mouvement involontaire, semblable à de petits sursauts ou tressautements, s'engage au niveau de votre estomac, faisant vibrer le buste. Laissez faire sans chercher à réprimer ce mouvement, il est bénéfique.
→ Une fois familiarisé avec ces réactions, portez votre regard en face de vous en répétant mentalement votre phrase-clé : inspirez « Le meilleur... » ; expirez « ... est devant moi ».

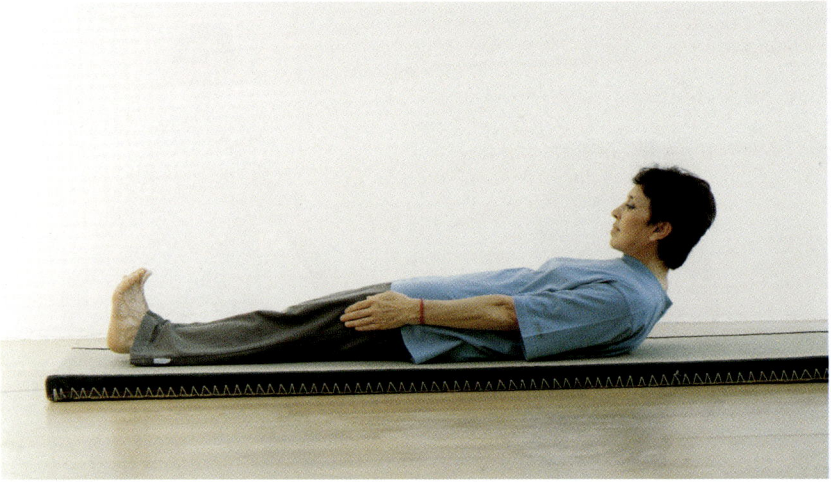

4. REPOUSSER LES OBSTACLES POUR SE DÉGAGER DES POIDS ENCOMBRANTS

→ Debout, et sur place, envoyez une série de dix coups de pied en avant sans trop lever la jambe. Ce simple mouvement volontaire marque votre détermination à aller au bout de vos idées. 1
→ Continuez avec une série de coups de poing. 2
→ En avançant le pied droit, projetez le poing gauche vers l'avant et enchaînez dix fois de suite les coups de poing de chaque côté en prononçant votre phrase-clé tout au long de l'exercice, au cours d'une respiration naturelle : « J'ose, je fonce et je m'affirme. » Ressentez bien ce que vous êtes en train de faire et de dire.
→ Asseyez-vous sur une chaise, le dos bien droit, les mains posées sur les genoux. 3
→ Inspirez par le nez et expirez par à-coups, comme si vous vous mouchiez.
→ Puis inspirez et gardez votre souffle en serrant les mâchoires, et claquez vos dents les unes contre les autres, avant d'expirer lentement en vous détendant totalement.
→ Respirez ensuite profondément tandis que vous portez votre attention dans la région pulmonaire, que vous devez sentir dégagée.

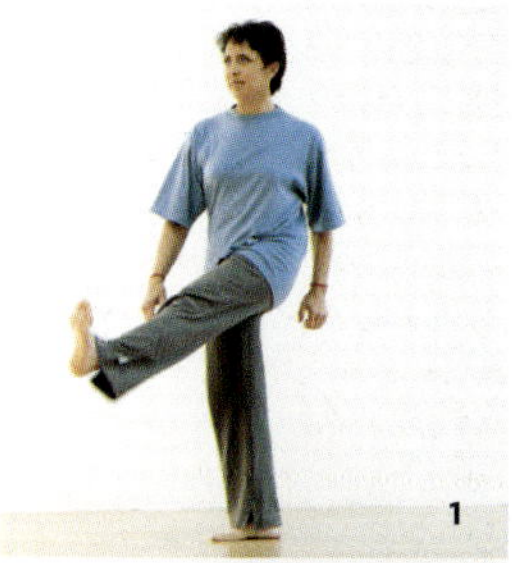
1

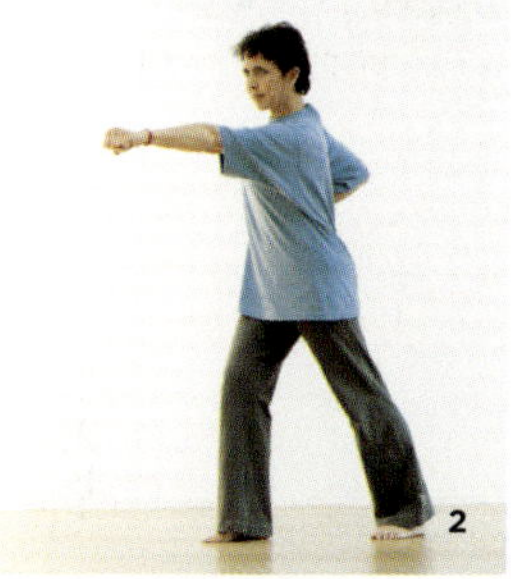
2

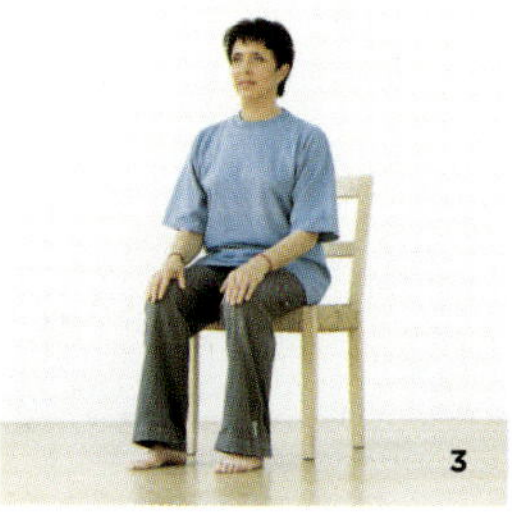
3

5. DEVENIR SON HÉROS PERSONNEL

→ Debout, les pieds légèrement séparés, balancez les bras de chaque côté, sur un rythme régulier, une cinquantaine de fois.
La répétition de votre phrase-clé a lieu mentalement pendant le premier mouvement, et oralement pendant le second. Inspirez « La peur n'existe pas » ; expirez « J'avance ». 1
→ Ralentissez le mouvement tout en le déployant plus largement dans l'espace. Les bras s'élèvent tour à tour, alors que les jambes fléchissent, permettant l'enchaînement continu d'un mouvement de plus en plus vaste et lent. 2
→ Alternez le mouvement des bras une dizaine de fois.
→ Reprenez aussitôt le premier mouvement rapide. 3
→ Faites-le suivre du second mouvement.
La respiration est libre, adaptée au rythme de l'ensemble. 4

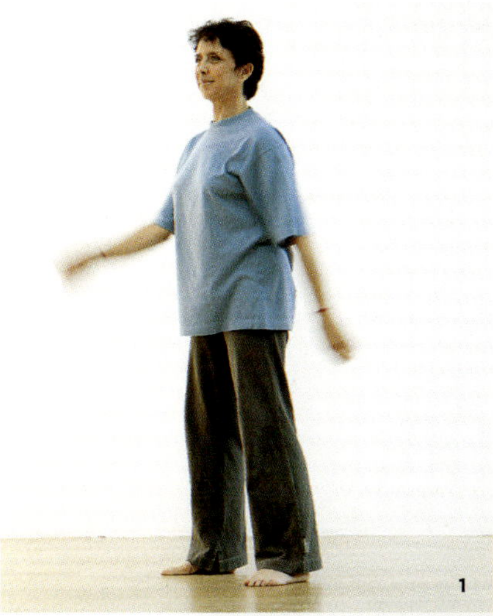
1

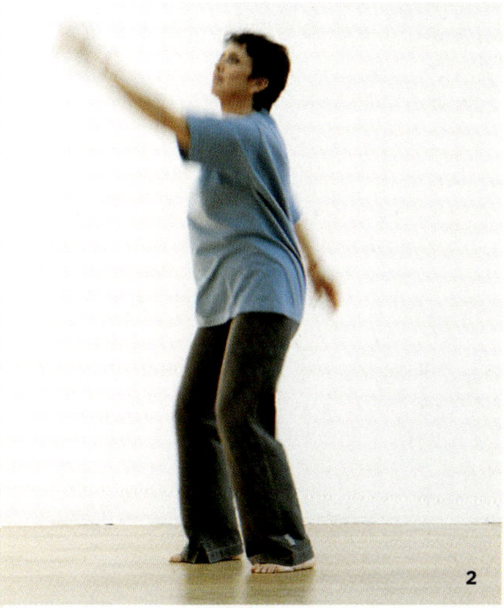
2

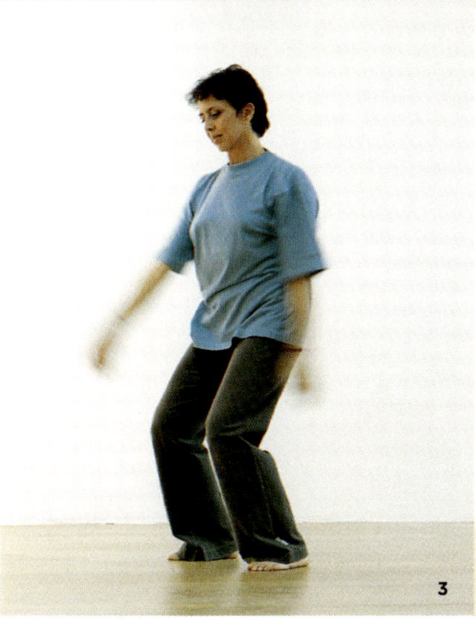
3

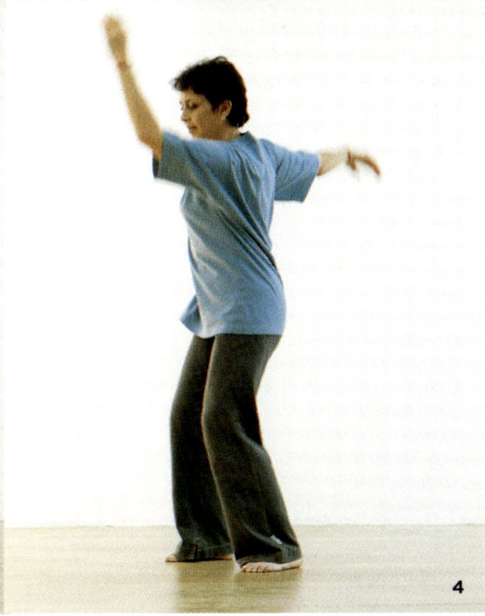
4

LE QI GONG DES RÉALISATIONS

Empreinte de la philosophie qui l'anime, la méthode Véda qi gong utilise les mouvements corporels comme supports à la transformation de l'esprit.

Les postures et les déplacements vont entraîner de nouveaux comportements chez les exécutants. L'étude du qi gong des réalisations concerne toutes les personnes qui souhaitent changer positivement leur existence, celles qui ont un projet requérant le courage et la force semblant parfois leur faire défaut.
Les neuf premières étapes constituent un travail progressif étendu sur une durée de neuf mois – ce qui revient à pratiquer une seule étape mensuellement.

Comme pour un bébé, il faudra donc neuf mois de présence attentive à l'idée de changement que vous programmez. Pendant cette période, vous ne cesserez d'entretenir le climat favorable à son accomplissement, neuf mois d'accompagnement persévérant pour faire naître votre idéal.
Dix est le chiffre de l'aboutissement.
Le qi gong des réalisations vous propose de franchir les neuf paliers de l'évolution conduisant au dixième, correspondant à l'accomplissement de n'importe quelle situation envisagée.

PROGRAMME DE TRAVAIL

La méthode Véda qi gong recommande d'entreprendre ce parcours de réalisation au mois de septembre. Propice aux bonnes résolutions, ce mois est tout indiqué pour commencer des choses nouvelles.

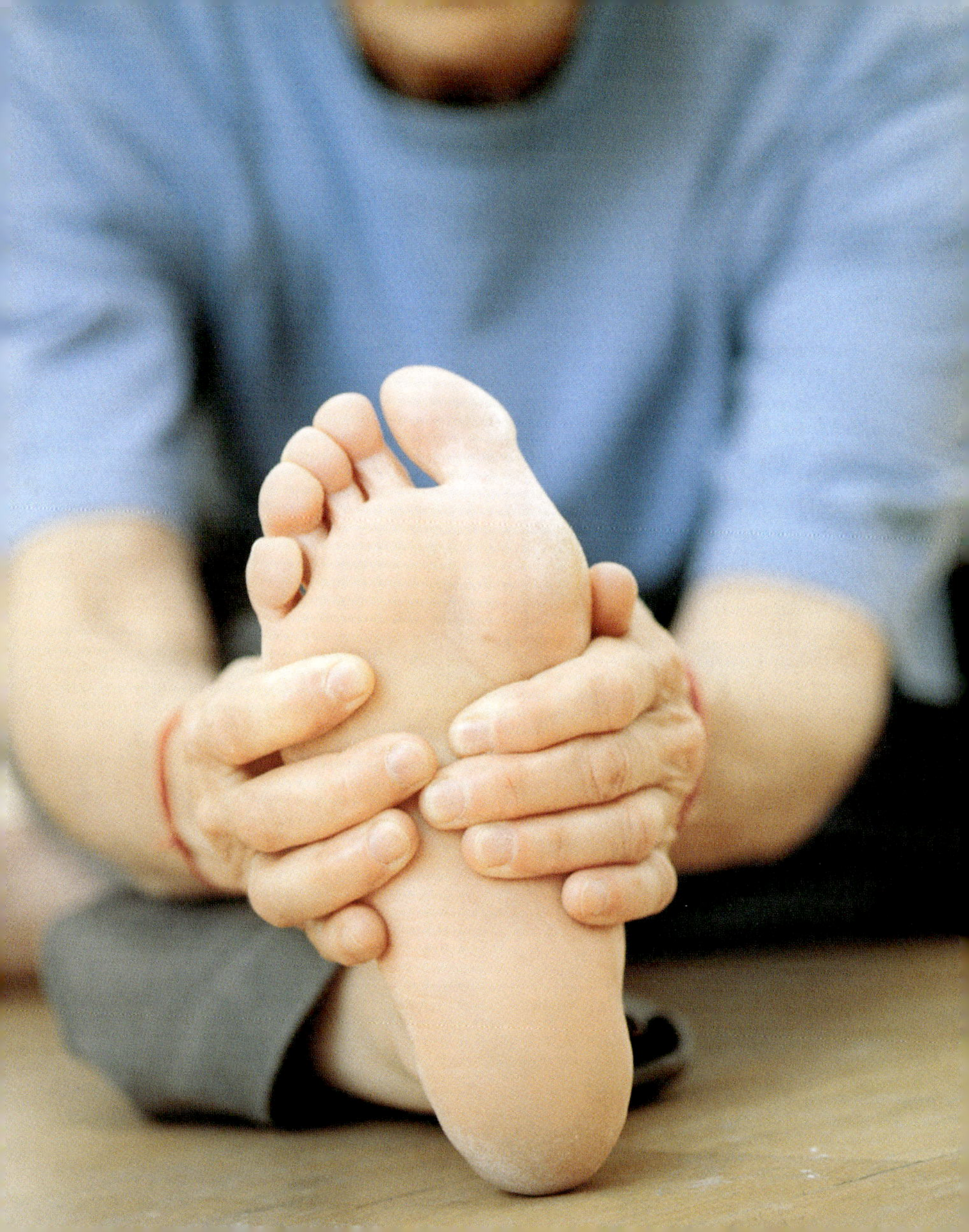

1. LA MOTIVATION

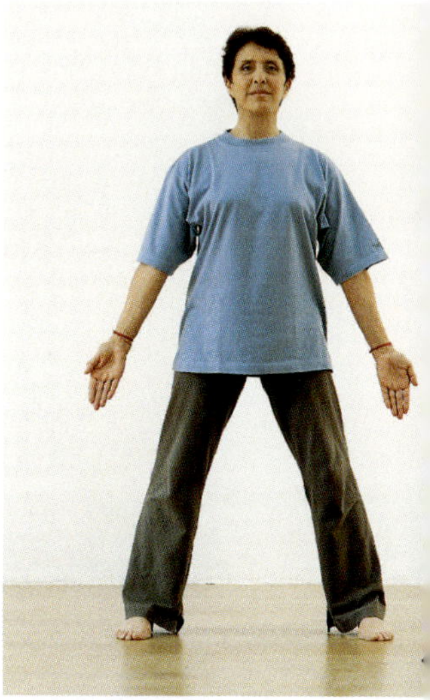

Sans un élan venu du plus profond de votre être vous poussant à vous engager, rien n'est possible. L'importance de la motication fait qu'uelle engendre un cycle dont dépendant tous les autres, jusqu'à l'atteinte de la finalité.

Le renforcement du *qi* (élément moteur) dépend de la motivation. Pour développer une puissante motivation, il vous faut exercer votre corps et votre souffle dans la pleine conscience de l'entreprise que vous voulez mener à bien. L'enchaînement suivant vous aide à appuyer votre motivation sur chaque mouvement, à la placer bien à plat dans votre esprit – comme vous posez vos mains et vos pieds sur le sol – tout en l'exposant clairement dans votre mental jusqu'à l'élever à une vision idéale, pour l'intégrer ensuite dans votre corps et dans votre cœur. Il sera alors temps de la lancer dans l'espace extérieur, pour la condenser dans le cercle de vos bras et finir par la stabiliser avec la construction d'un carré formé par la posture corporelle.

→ Placez-vous debout, les pieds parallèles, les jambes espacées de la largeur de vos épaules, les bras légèrement ouverts, la paume des mains face à l'extérieur. 1
→ La pointe des pieds ouverte sur les côtés, fléchissez les jambes en grand plié en gardant la plante des pieds bien à plat sur le sol. Réunissez vos bras tendus devant le buste et touchez le sol avec la pointe de vos doigts. 2
→ Dans la posture pliée, ouvrez les bras de chaque côté, comme pour déployer des ailes, en fléchissant le buste à l'horizontale, la tête dans l'alignement du dos. 3
→ Redressez-vous jambes tendues, en montant

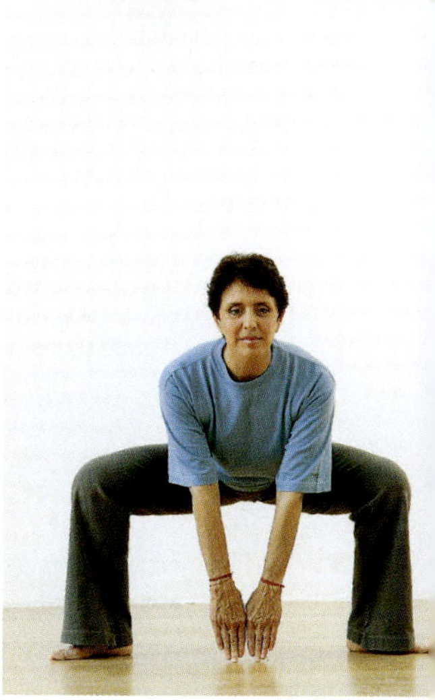

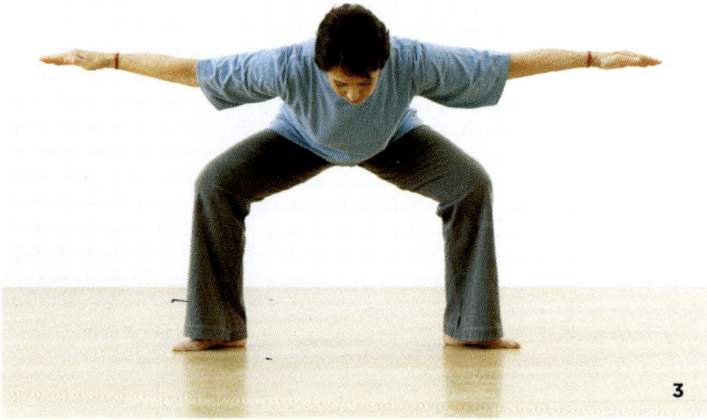
3

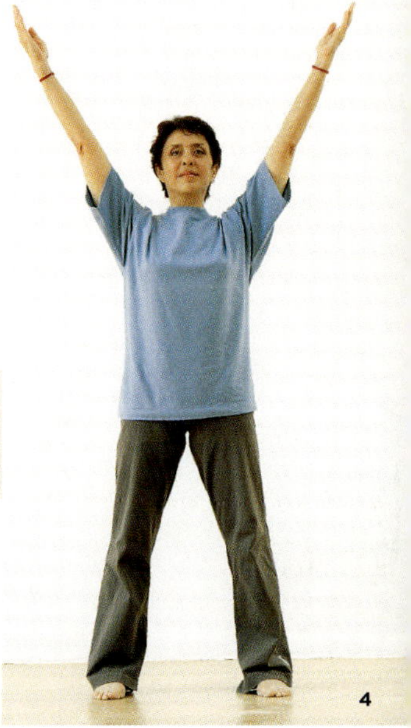
4

les bras jusqu'à les étirer en V vers le ciel. Reprenez l'ensemble des mouvements quatre fois de suite. 4

Aspect physiologique selon la médecine traditionnelle chinoise

L'énergie (le *qi*) de la rate régularise le flux du sang. Le sang est le véhicule de l'immunité. Le qi de la rate monte, celui de l'estomac descend. À partir de ce mouvement régulier ascendant/descendant, l'organisme trouve son équilibre. La rate est liée au thymus, chargé d'un rôle immunitaire incontestable en médecine traditionnelle chinoise, elle est en partie responsable de la forme physique.

Aspect psychologique

L'excès de pensées soucieuses perturbe le *qi* de la rate. La pratique permet d'équilibrer l'énergie de cet organe, produisant un effet rebond sur l'assimilation des aliments et la répartition nutritionnelle.

2. LA PRÉPARATION

La motivation rassemble le *qi*, la préparation l'unifie. Même très forte, reste insuffisante si elle n'est pas suivie d'une préparation rigoureuse lui permettant d'affronter les turbulences qui peuvent se présenter.

Voici le cas d'une personne très motivée par son engagement dans une activité sportive. Elle rencontre, hélas ! à cause d'un manque d'entraînement, des résistances corporelles qui l'obligent à ajourner ses compétitions. Malgré un état d'esprit positif, son corps manque de préparation et retarde, voire annule, l'accomplissement de l'objectif fixé. En revanche, tous les espoirs restent permis si cette même personne conserve son bon état d'esprit tout en s'employant à mettre ses bonnes dispositions physiques au niveau de l'endurance souhaitée.

→ Levez la jambe droite, genou fléchi, devant le buste. Dans le même temps, la jambe gauche pliée reste au sol. Effectuez un jeu de bras

Aspect physiologique selon la médecine traditionnelle chinoise

Le poumon, maître du *qi*, est sensible aux conditions climatiques variables. Le qi gong de la préparation renforce le bouclier de défense de l'organisme (*wei qi*) en unifiant le *qi* de l'automne. Les fonctions concernées sont le système respiratoire et les systèmes d'absorption, d'élimination et de répartition des aliments (poumons, gros intestin).

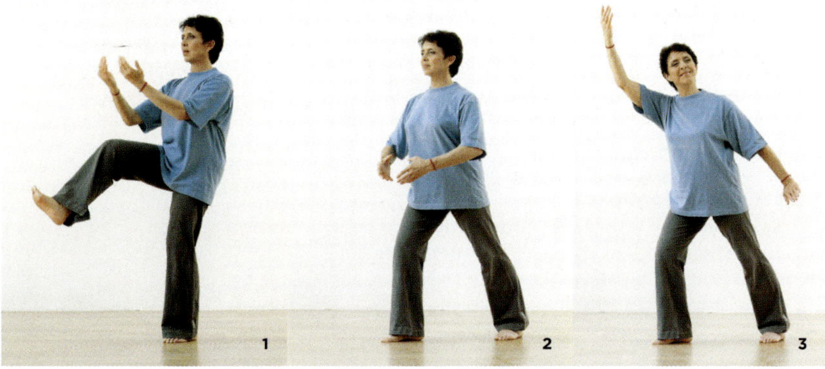

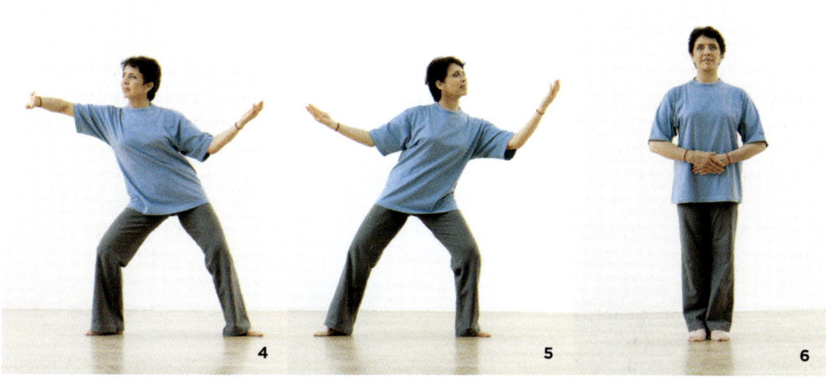

comme si vous vouliez rassembler l'énergie pour la faire pénétrer à l'intérieur de vous. [1]

→ Posez votre jambe droite fléchie en avant, la jambe gauche est tendue. Formez avec les mains la boule d'énergie devant le *dan tian* inférieur. [2]

→ Puis, en partant du centre, étendez simultanément le bras droit en avant et le bras gauche en arrière, paume droite tournée vers le ciel, paume gauche vers la terre, pour étirer le *qi*. [3]

→ Effectuez un plié des deux jambes en déplaçant le buste latéralement avec souplesse vers la droite. Repoussez l'espace vers la droite avec le bras droit tandis que vous repliez le bras gauche, coude près du flanc. [4]

→ Déplacez ensuite le buste vers la gauche, en inversant le placement des bras et le positionnement du buste. [5]

→ Réunissez les pieds et placez les mains l'une sur l'autre devant le *dan tian* inférieur. [6]

Aspect psychologique

Bien qu'endormis parfois profondément, les chagrins et les regrets anciens peuvent manifester une certaine petite fatigue latente. Cet état est la première cause de vulnérabilité. Les pensées lointaines (la mélancolie) engendrent des émotions agissant puissamment sur la circulation du qi dans l'organisme.

3. L'ACTION

La motivation et la préparation ont amorcé l'action. Le temps est à l'engagement, votre projet est mûrement réfléchi. Si l'énergie circule harmonieusement et en abondance dans les méridiens, il n'est à redouter aucun obstacle à la santé. De la même manière, l'esprit imprégné d'un *qi* bienfaisant et équilibré, indique que l'ensemble de l'être est maintenant prêt à s'engager convenablement sur le chemin des réalisations. C'est le moment de passer à l'action.

→ Jambes ouvertes de la largeur des épaules, pieds parallèles et poings fermés, frappez légèrement le haut de la poitrine (*dan tian* supérieur) avec le poing droit, puis le *dan tian* inférieur avec le poing gauche. [1]
→ Fléchissez légèrement les genoux pour aller frapper la région de *ming men* tour à tour (de la taille au bas du dos). [2]
→ Tendez à nouveau les jambes et frappez sous l'épaule gauche avec le poing droit puis sous l'épaule droite avec le poing gauche. [3]

Aspect physiologique selon la médecine traditionnelle chinoise

Les poumons sont à l'origine supérieure de l'Eau. Ils liquéfient la vapeur d'eau contenue dans le souffle et la font descendre vers les reins avant de la disperser au travers des pores de la peau (sueur, hydratation). Le *qi* circule dans les courants liquidiens et trouve son équilibre dans le flux et le reflux yin et yang des reins.

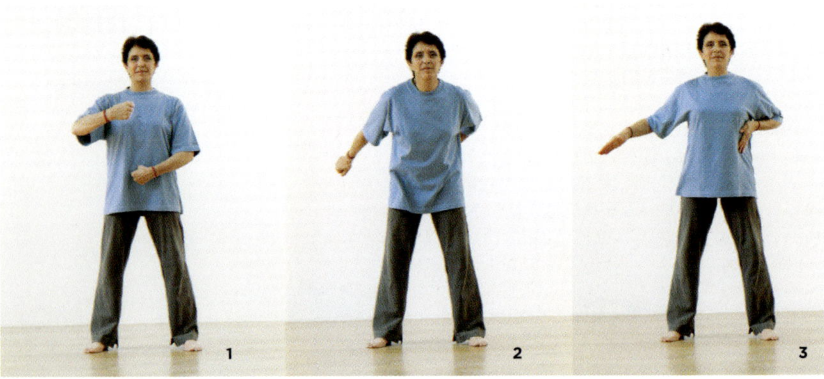

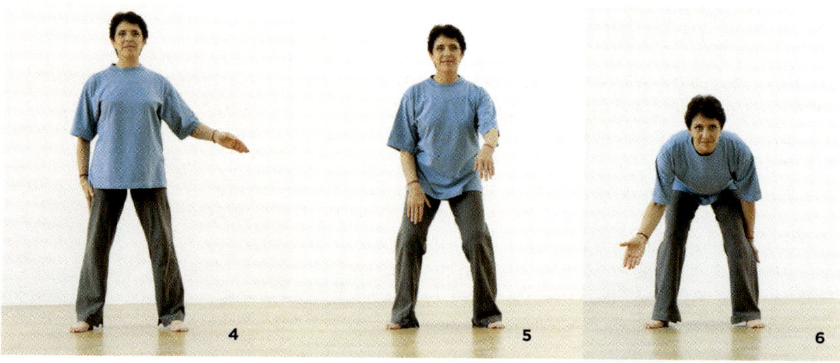

→ Ouvrez les mains puis frappez le flanc droit puis le flanc gauche avec la paume des mains.
→ Frappez ensuite la cuisse alternativement de chaque côté. 4
→ Frappez ensuite le devant des cuisses (droite puis gauche).6- Fléchissez les jambes et basculez légèrement le buste pour aller frapper le mollet droit puis le mollet gauche. 5
→ Plongez le buste très en avant, et soulevez et frappez la plante du pied droit puis du pied gauche. 6
→ Redressez-vous et reprenez votre souffle à l'aide d'une respiration profonde avant de recommencer l'ensemble des mouvements. 7

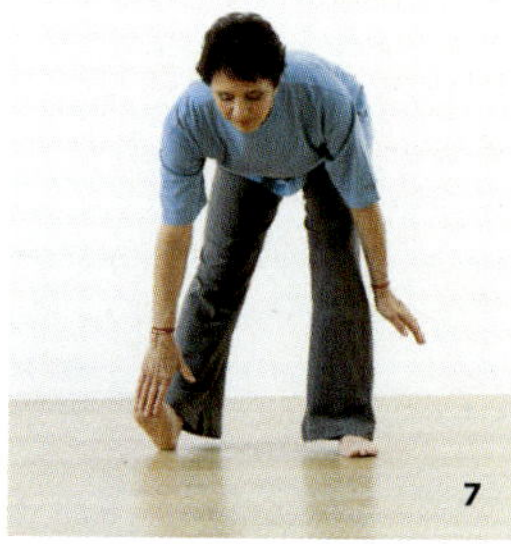

Aspect psychologique

L'action sélective, le courage et la précision, sont au rendez-vous d'une priorité concernant un domaine particulier de votre existence (Cf. la motivation et la préparation). L'action engagée concentre le *qi* du corps dans un mouvement dynamique et puissant. On trouve dans l'action le moyen de libérer une énergie, qui, si elle restait contenue, provoquerait une implosion.

4. LA CONTEMPLATION

La contemplation stabilise l'action. Grâce au travail du qi gong, l'émotionnel se transforme, la peur se réduit à la crainte et l'angoisse à l'inquiétude. L'énergie de stockage préserve maintenant le *qi* inné et le *qi* acquis récemment par la pratique.

La vibration lumineuse noire brillante s'intensifie et fait resplendir les eaux profondes du lac intérieur. Le processus d'auto-régénération poursuit silencieusement son œuvre dans l'obscurité de ce qui n'est pas encore révélé au monde extérieur. La contemplation fixe les bases de l'apparence dans la profondeur de l'être. Profitez de ces instants pour élargir votre vision de réussite au moyen de la contemplation. Revenez toujours à votre projet. La manière dont vous le conduisez détermine son aboutissement. La contemplation renforce l'action engagée lorsque, à sa suite, elle entraîne le mouvement du *qi* dans la profondeur de l'esprit. C'est une des phases majeures de ce travail, l'instant où les élans prennent tout leur sens. L'énergie utilisée dans l'action volontaire réclame à présent l'assistance d'une conscience attentive à l'effort entrepris. Autrement dit, le moment est venu de vérifier l'état de vos pensées, de vous accorder le temps d'une réflexion à votre sujet vis-à-vis de votre objectif. Cet état intermédiaire vous permet de vérifier s'il s'élève des réticences ou si, fidèle à vos accords de départ, vous poursuivez votre chemin sans tensions intérieures. Dans le cas positif, l'union parfaite du corps et de l'esprit vous amène vers vos réalisations au travers de la progression des mouvements subtils du *qi*.

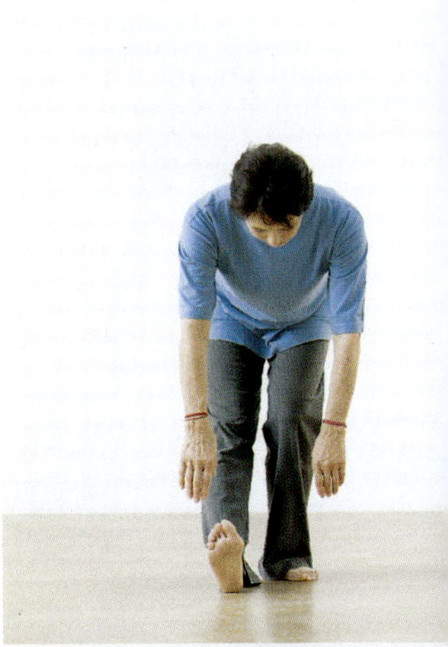

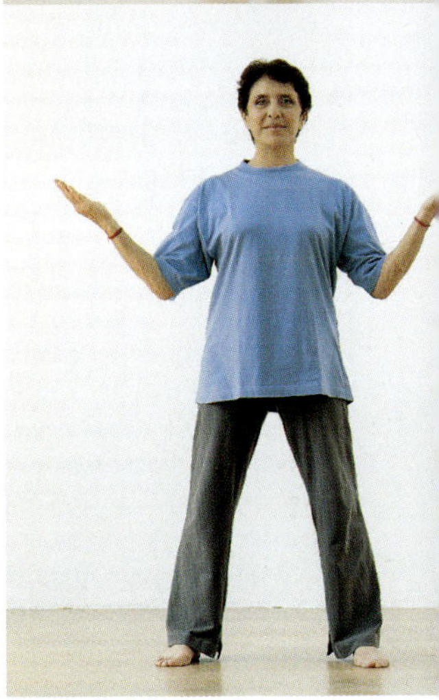

→ Debout, les pieds joints, plongez votre buste en avant, jambe gauche fléchie, jambe droite tendue, plante du pied droit retroussée vers l'avant. Glissez les deux bras vers le sol, comme si vous plongiez dans l'eau. 1
→ Redressez-vous en ouvrant le pied droit sur le côté. Fléchissez les deux bras, paumes des mains tournées vers le ciel. 2
→ Ramenez les bras devant le centre de la poitrine en inspirant, main droite au-dessus de la main gauche. 3
→ Expirez en poussant doucement le souffle et les bras vers le sol. 4

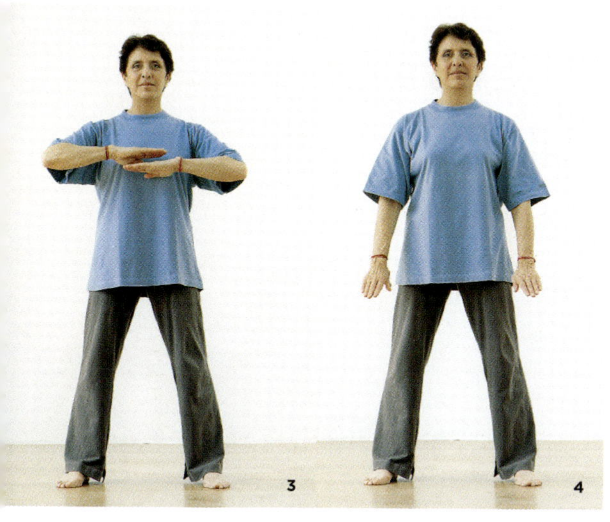
3 4

Aspect physiologique selon la médecine traditionnelle chinoise
Le rein est une unité comprenant deux mouvements énergétiques opposés et complémentaires, le yin et le yang, rattachés aux deux lobes rénaux. Il aide à conserver la force vitale, celle qui permet de se tenir debout. La région des reins abrite un centre d'énergie sans lequel l'être humain n'existerait pas tel qu'il estÐ: on l'appelle ming men « la porte du destin ».

Aspect psychologique
Les reins détiennent la force en soi, celle qui permet d'aller au bout de ses décisions par l'action. C'est une force profonde, dénuée de faiblesse, capable de transformer la peur en témérité.

5. LA CONFIRMATION DE LA MOTIVATION

Retourner au point de départ, c'est-à-dire à la motivation, ne signifie en aucun cas une régression. L'émotionnel achève sa mutation : de la crainte et de l'inquiétude ne reste qu'un soupçon d'incertitude quant à la fiabilité de l'avenir.

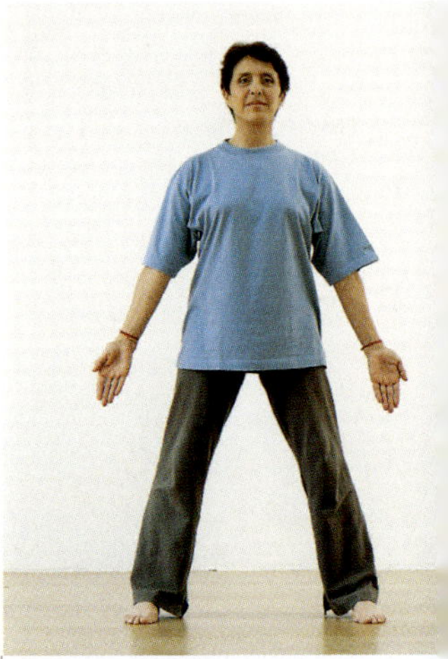

L'énergie hivernale est à son apogée, le *qi* acquis renforce le *qi* inné. La vibration lumineuse rayonne, tel un disque de lune dans l'ébène du ciel. L'élément Eau se nourrit de l'espace pour à son tour nourrir le sol : « Tout ce qui est en haut est comme tout ce qui est en bas. » Le cycle productif engendre ce qui, pour ce travail particulier de qi gong, est considéré comme une saison intermédiaire (février : entre l'Eau et le bois) effectuant la transition entre la mort et la renaissance (hiver = printemps). Semblable à la chenille dans son cocon avant de devenir un papillon, l'énergie invisible commence à se manifester. Les signes ne sont pas apparents, ils se produisent dans l'interne.L'action psychophysique de la pratique élève la conscience au-delà des pesanteurs corporelles et mentales, offrant à l'étudiant le moyen d'exploiter tous les espaces de son corps en suivant le courant fluide du *qi*. Puisque tout se transforme en permanence et que tel est le but de l'énergie, il est indispensable de revenir fréquemment à la motivation qui vous a fait entreprendre ce voyage au pays des réalisations. Pour obtenir la réussite de votre objectif, le *qi* de la motivation doit être entretenu et réactivé si besoin est. Bien des éléments concourent en effet à vous faire perdre le fil de vos idées si elles ne sont pas suffisamment ancrées. Que quelque chose ne marche pas comme vous l'aviez prévu et hop ! les belles résolutions et les rêves

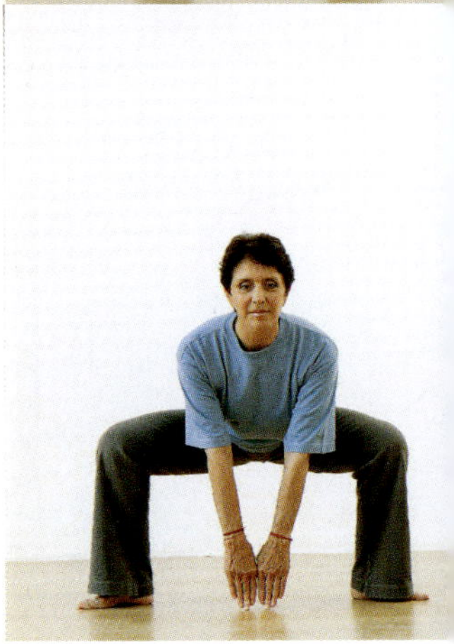

d'amélioration se dissipent en fumée. Le seul moyen de tenir bon est la motivation. Revenez donc au point de départ et reprenez l'enchaînement du début. Nanti de l'expérience des premières étapes effectuées, vous allez renforcer votre motivation et multiplier ses bénéfices. Au fil de la répétition des mouvements enchaînés, harmonieusement liés à votre souffle, les pensées retrouvent sans effort la source de leur véritable inspiration.

→ Placez-vous debout, les pieds parallèles, les jambes espacées de la largeur de vos épaules, les bras légèrement ouverts, la paume des mains face à l'extérieur. **1**
→ La pointe des pieds ouverte sur les côtés, fléchissez les jambes en grand plié en gardant la plante des pieds bien à plat sur le sol. **2**
→ Réunissez vos bras tendus devant le buste et touchez le sol avec la pointe de vos doigts.
→ Dans la posture pliée, ouvrez les bras de chaque côté, comme pour déployer des ailes, en fléchissant le buste à l'horizontale, la tête dans l'alignement du dos. **3**
→ Redressez-vous jambes tendues, en montant les bras jusqu'à les étirer en V vers le ciel. **4**
→ Reprenez l'ensemble des mouvements quatre fois de suite.

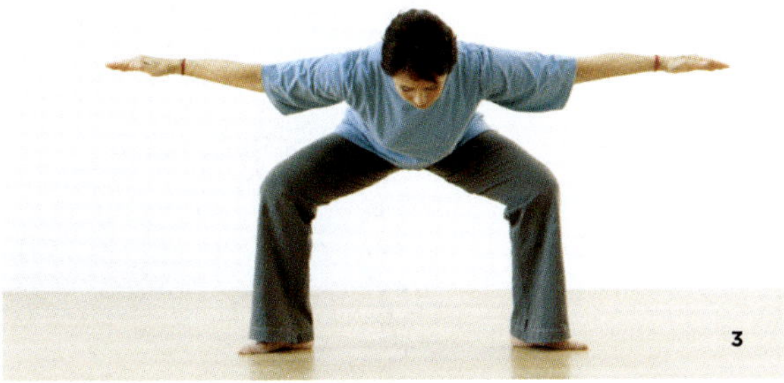
3

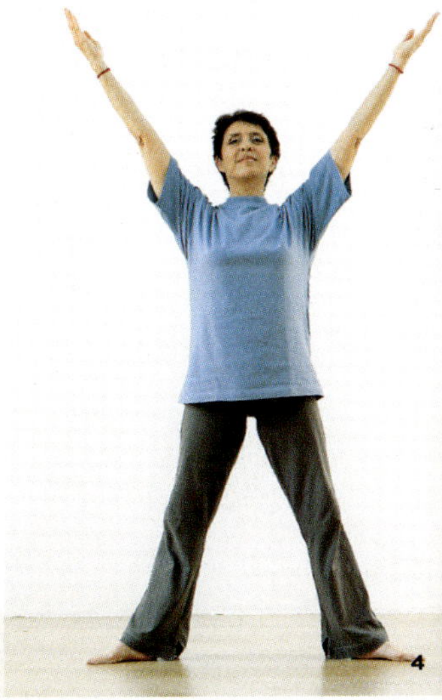
4

6. LA CONCENTRATION

La concentration est le produit de l'attention soutenue en un point. L'action psychophysique de la pratique se développe dans la profondeur. Il est permis d'envisager qu'elle se produise au cœur même de la cellule.

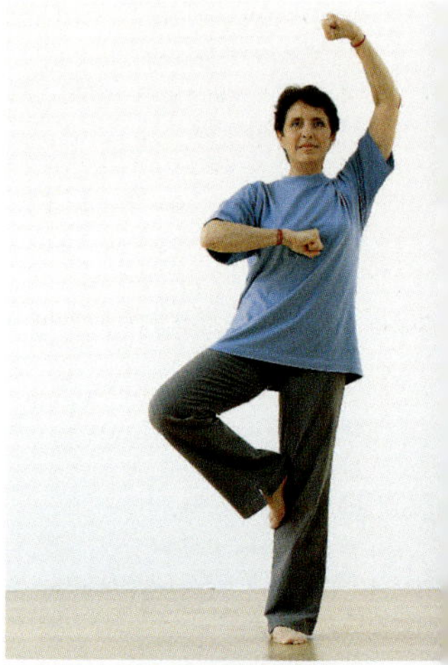

Si l'esprit ordinaire ne peut que simplement l'imaginer, la conscience ancestrale (*yuan qi*) logée dans *ming men* (centre des reins) recèle la connaissance vivante du projet de vie de chacun. L'énergie ancestrale yuan qi porte le premier message de la vie. D'un point de vue physiologique, selon la médecine chinoise, elle est reliée à nos parents, à notre code génétique. C'est elle qui détient le secret de notre terrain sanitaire, de notre capacité immunitaire, de nos aptitudes à développer telle ou telle pathologie.
Vous disposez tout au long de votre existence d'une provision de qi contenue dans *ming men*, également appelé la « porte du destin ». Cette porte s'ouvre à votre naissance pour nourrir subtilement vos cellules. Elle se referme au moment de la mort, lorsque le corps a épuisé toutes ses réserves énergétiques.
Les exercices de ce mois vous engagent à concentrer vos énergies plutôt qu'à les gaspiller. Propice au développement de la stabilité, ce qi gong rassemble le *qi* tout en l'équilibrant, renforce la puissance de *ming men* en limitant les pertes d'énergie.

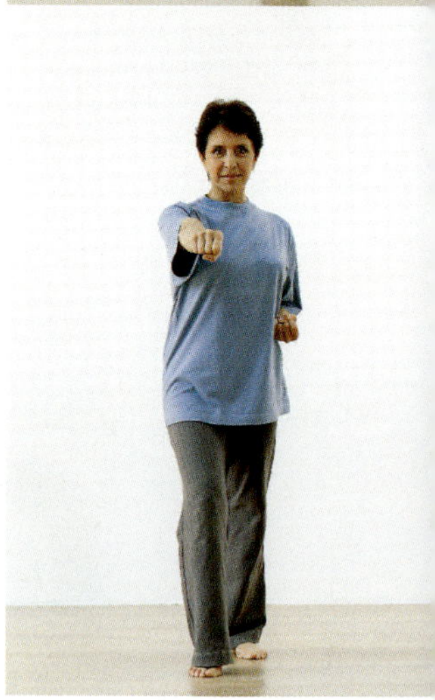

→ Repliez la jambe droite sur le côté, en montant le pied droit devant le genou gauche. Le bras droit est replié, coude soutenu, le poing fermé devant le centre de la poitrine et dirigé vers le bas. Le bras gauche est levé, poing fermé dirigé vers le ciel. 1

→ Faites un pas en avant pour poser la jambe droite fléchie – la jambe gauche est tendue en arrière – en lançant un coup de poing droit vers l'avant tandis que vous repliez le bras gauche, poing à hauteur de la taille. 2

→ Fléchissez la jambe gauche en déplaçant le poids du corps vers l'arrière tout en étirant la jambe droite, pointe du pied retroussée vers l'avant, et effectuez un double battement de bras vertical, doigts serrés pointés vers le ciel. 3

→ Joignez les jambes et arrondissez les bras devant le buste, main gauche au-dessus de la main droite pour former l'énergie devant le *dan tian* inférieur, puis inversez les mains pour la faire tourner. 4

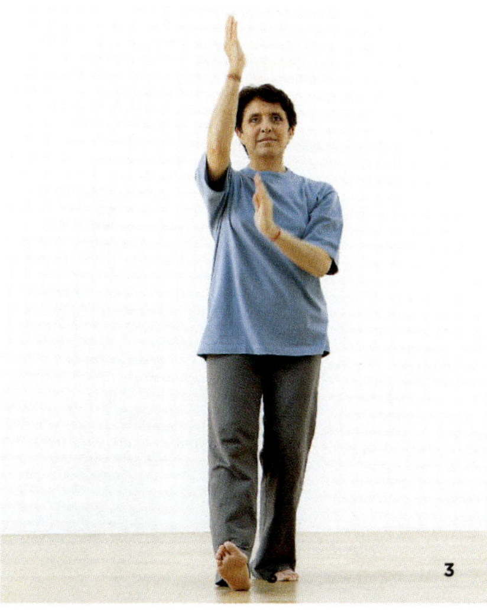
3

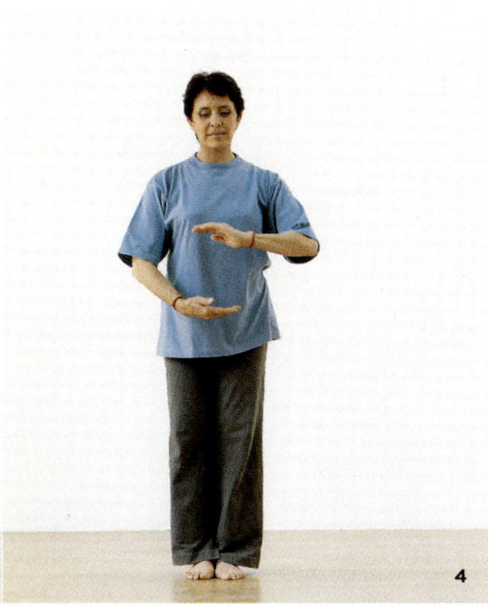
4

7. LA DÉTERMINATION

Issu de l'énergie du rein, le *qi* du foie s'élance à la conquête d'une ère nouvelle, celle du renouveau en soi.

C'est une période délicate, qui demande beaucoup d'attention. Le *qi yang* se déplace rapidement, comme poussé par le vent. Il risque de déstabiliser la motivation si elle n'est pas fixée dans une puissante détermination. Certes, la décision est prise et profite de l'influence du renforcement de la vésicule biliaire. C'est elle qui communique au foie le message de la « ligne droite », c'est-à-dire du sens originel de l'énergie. Mais la précision du plan reste à établir, et c'est le rôle du foie.

→ Faites un pas en arrière en déplaçant le poids du corps sur la jambe gauche fléchie – la jambe droite est tendue en avant, pointe de pied retroussée – tout en effectuant un mouvement de bras circulaire de bas en haut devant le buste pour former une boucle de *qi*. [1]

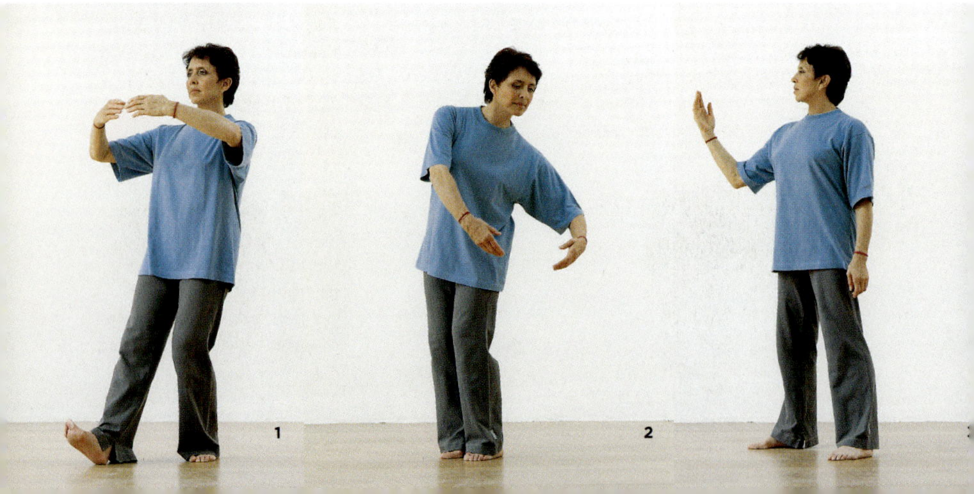

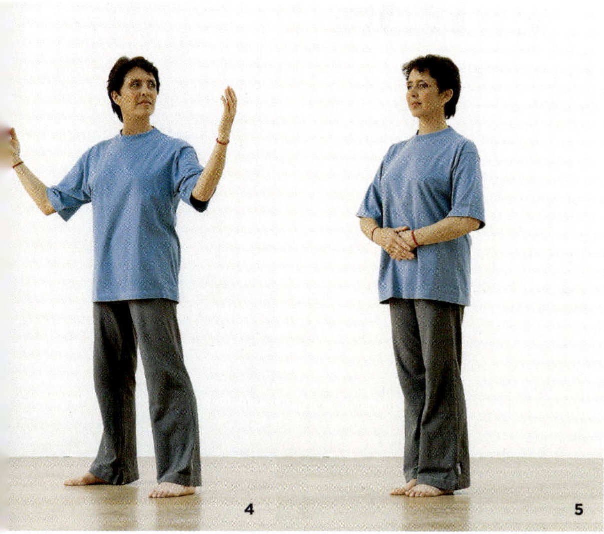

→ Amenez le pied droit près du pied gauche, les jambes sont tendues. 2

→ Fléchissez légèrement les deux jambes réunies et penchez le buste vers la gauche avec souplesse, en décrivant avec vos bras un cercle depuis le côté gauche vers la droite. Le buste suit le mouvement.

→ Ouvrez la jambe droite et fléchissez le bras droit vers la droite, la tête suit le geste vers la droite. 3

→ Enchaînez le même mouvement sur le côté gauche. 4

→ Ramenez les mains au dan tian et fermez les pieds. 5

Aspect physiologique selon la médecine traditionnelle chinoise

Le foie stocke le sang (*xué*), il draine et régularise les liquides dans le corps en équilibrant l'apport de sang selon les besoins. Par exemple, un bon fonctionnement du foie indique que l'organe dispose d'une quantité suffisante de sang. En médecine traditionnelle chinoise, il est dit que le foie nourrit les tendons et s'ouvre dans les yeux. Ce qui veut dire que le volume du sang dans le foie assure la force dans les tendons et la puissance d'acuité visuelle dans les yeux.

Aspect psychologique

Par son action de drainage, le foie assure l'harmonie émotionnelle. Associé au vent, le *qi* du foie doit pouvoir fonctionner librement. S'il est opprimé, il se manifeste sous forme d'irritabilité, de ballonnements, de tremblements ou de contractions qui agitent le psychisme jusqu'à la colère.

8. LA VISUALISATION

Dépourvue de confusion, la visualisation dépasse l'imagination, jusqu'à prendre les formes sensitives du projet.

Voici un exemple très simple : vous souhaitez faire une croisière. L'exercice consiste donc à vous projeter mentalement sur un bateau au milieu de la mer. Mais pour effectuer une bonne visualisation, vous devez vivre pleinement cette situation en sentant sous vos pieds la coque du navire tanguer, en percevant sur la peau de vos bras et de votre nuque la douceur légère et parfumée de la brise océane ainsi que la chaleur du soleil liées à l'écume marine picoter votre visage, etc. La visualisation n'est pas faite d'images vides, elle est habitée par l'énergie qui donne à ces représentations une réalité remplie de sensations. Alors seulement le projet s'accomplit.

→ Jambes ouvertes de la largeur de vos épaules, fléchissez légèrement les genoux et ramenez vos bras comme si vous encercliez l'énergie devant vous. 1

→ Reculez la jambe droite en arrière en déplaçant le poids du corps sur le côté gauche. La jambe droite est fléchie, la jambe gauche tendue. Les hanches et les épaules restent bien de face, tandis que les bras se déplacent latéralement vers la gauche, les mains contenant l'énergie rassemblée. 2

→ Revenez les jambes ouvertes dans la position de départ en dégageant l'énergie autour de vous sur la ligne du *dan tian* inférieur. Les paumes sont tournées vers le sol. 3

→ Puis recommencez de l'autre côté.

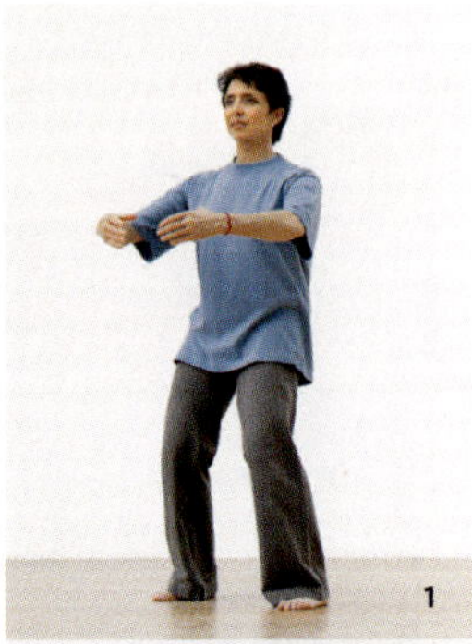
1

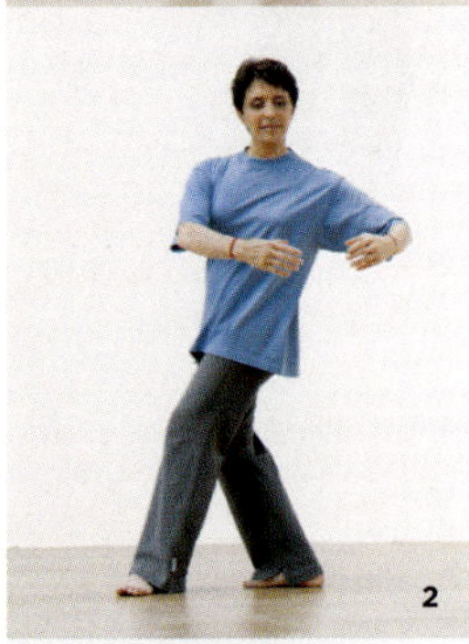
2

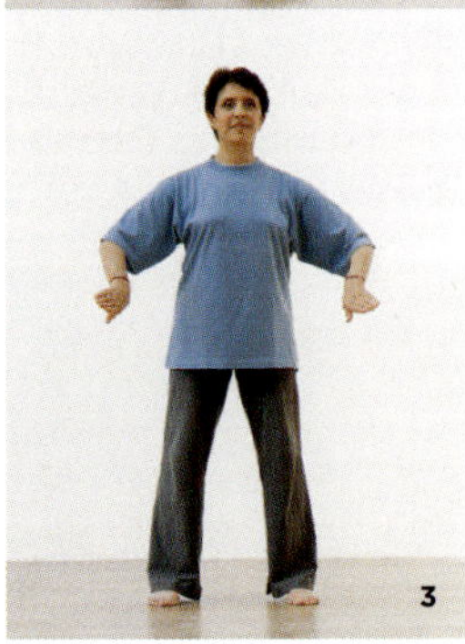
3

9. LA MÉDITATION

Parce que toute énergie parvenue à son apogée ne peut faire autrement que suivre un courant descendant, vous ne pourrez pas conserver le *qi* acquis au cours des derniers mois si vous n'utilisez pas la clé de la méditation.

Le rythme cardiaque et les pulsations des pouls chinois jouent une symphonie interne qui doit être harmonieuse.
Par son action psychophysique, la pratique régule la partition musicale du concert vital, réduisant les excès et corrigeant les fausses notes (rythme cardiaque irrégulier).

Shen zang : l'esprit des organes
Le cœur est le point de jonction du départ jusqu'à l'arrivée. La motivation naît dans le cœur avant de parcourir les cycles nécessaires à son accomplissement. C'est encore dans le cœur que se produit l'ultime rencontre avec la réalisation. Le cœur étant la résidence du shen (l'esprit).
Reprenez maintenant l'histoire depuis le début, lorsque vous avez entrepris le périple du qi gong à la découverte de votre énergie de réalisation.
• Le parcours commence en septembre dans le cycle symbolique de la Terre. À cette période, le Feu doit descendre réchauffer l'Eau des reins et l'Eau doit monter contrôler le Feu. La rate préside à la transformation des mouvements liquidiens. La production et la circulation du sang bien réparties, stabilisent les états émotionnels et vice versa. La méditation a pour effet d'engendrer la stabilité des émotions.
• Au cours du deuxième cycle, le Feu ne doit pas brûler le Métal qu'il ferait fondre. Le poumon, maître du *qi*, aide le cœur à faire circuler le sang

CONSEIL
C'est une méditation qui vous prendra du temps si vous l'accomplissez dans le détail, mais que vous pouvez réduire si vous n'avez pas le courage de vous y exercer scrupuleusement. Sachez pourtant que la réussite tant souhaitée se trouve hors des limites que vous placez ordinairement devant toute chose, aussi bien que devant vous-même.

dans le but de nourrir les organes convenablement. Les échanges organiques harmonieux ont un impact favorable sur les états émotionnels et inversement.
La méditation a pour effet d'engendrer une action favorable au niveau organique.

• Le long de la troisième étape, le Feu a pour mission d'établir un climat tempéré dans le corps. Dépositaires du Feu de *ming men*, les reins sont la racine du yin et du yang. Tous les processus vitaux dépendent de l'énergie des reins. L'équilibre du yin et du yang est indispensable à la santé du corps et de l'esprit. La méditation a pour effet d'équilibrer l'ensemble de l'être.

• Dans la quatrième étape, le Feu physiologique entretenu régulièrement par le qi gong et son mode de vie aide le foie dans son rôle de filtre et de transformation alchimique. Son associée, la vésicule biliaire, développe une action importante sur le psychisme. Elle juge de ce qui est bon ou pas pour le corps. Le choix d'un plan et le pouvoir de décision dépendent du *qi* de la vésicule biliaire.
La méditation a pour effet de vous permettre de faire le vrai bon choix.

• Dans le courant du cinquième cycle, le Feu du cœur est à l'origine des actions entreprises ou réprimées. En tant que maître des organes et de toutes leurs fonctions, le cœur doit être réservé sous ses aspects matériels (organique/fonctionnel) et subtils (l'esprit conscient). La méditation a pour effet de vous aider à épanouir votre cœur dans la sérénité nécessaire à la santé et au bien-être. Plus subtile que tous les mécanismes élaborés du corps et de la conscience d'être, la méditation vous dépose dans le velours et le satin de votre corps/esprit.

Aspect physiologique selon la médecine traditionnelle chinoise

Le cœur contrôle la circulation sanguine et le *xué* (le sang), et contient autant de matière que d'énergie. Le cœur produit également la sueur. Si le sang est trop épais, ou s'il forme des stases (caillots, hématomes), les organes (*zang fu*) ne pourront pas exécuter correctement leur travail. Cette insuffisance fonctionnelle engendre des symptômes au niveau du cœur. Le pouls sera faible, fin ou lourd, etc.

Aspect psychologique

Le cœur est la résidence du *shen* (esprit), le siège de la conscience, il est l'organe à la base du fonctionnement de l'esprit, mais c'est le sang qui est le support, le véhicule de l'activité du shen. L'agitation, l'insomnie, les pertes de mémoire, ont pour origine un mauvais fonctionnement conjoint du cœur et du sang. Par exemple, le surmenage intellectuel altère principalement le sang du cœur.

→ Asseyez-vous sur un zafu (coussin de méditation) en posture méditante. Faites le calme dans votre esprit en le laissant se vider de ses pensées.

→ Immobile, bien à l'aise dans votre posture méditante, laissez-vous aborder tranquillement par les cinq cycles précédents.

→ Pensez au fonctionnement énergétique de votre être (corps physique et corps émotionnel) selon les indications données.

→ Vivez sans vous presser les différentes actions, ressentez-les profondément.

Pour finir, reposez-vous dans la tendre douceur de votre cœur.

CONSEIL

C'est une méditation qui vous prendra du temps si vous l'accomplissez dans le détail, mais que vous pouvez réduire si vous n'avez pas le courage de vous y exercer scrupuleusement. Sachez pourtant que la réussite tant souhaitée se trouve hors des limites que vous placez ordinairement devant toute chose, aussi bien que devant vous-même.

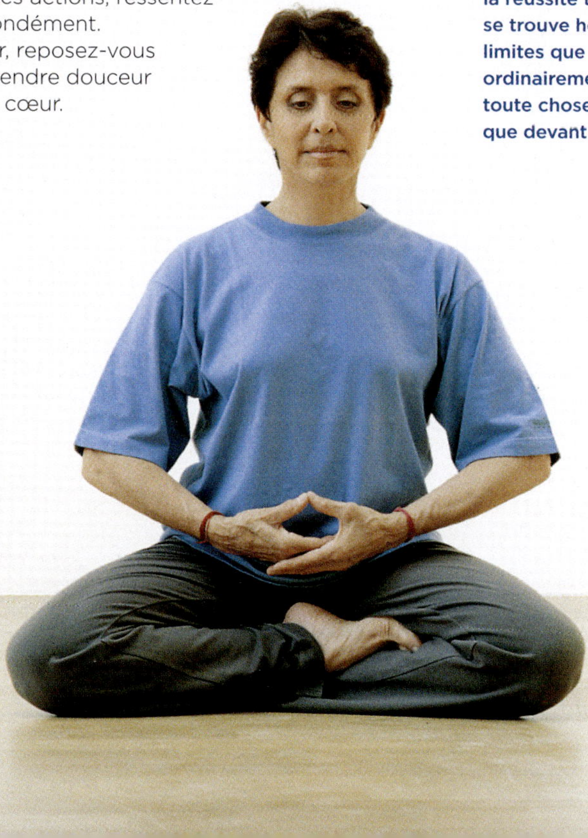

10. LA RÉALISATION

Les feux de l'été illuminent cet autre nous-même, lorsqu'après bien des efforts, nous manifestons simplement le résultat que nous attendions. Cette réalisation obtenue est à la mesure de notre engagement : rien à redire, tout à revoir peut-être ou encore savourer la chaleur bienfaitrice enveloppant l'attention que nous avons su porter à l'essentiel projet d'un instant de notre existence.

Vous voici arrivé au bout du chemin.
Vous avez parcouru mille lieues à partir de l'élan d'une première motivation.
La réalisation que vous obtenez aujourd'hui dépasse sûrement vos plus grandes espérances, parce que le travail effectué participe à l'éveil de votre esprit.

Vous connaissiez sans doute beaucoup de choses relatives aux mécanismes corporels, mais ce que vous avez appris sur votre fonctionnement profond est une révélation. La réalisation envisagée depuis le départ vous apparaît bien mince à présent, tant votre esprit a évolué. Sans aucun doute, vous êtes heureux de vos progrès et de l'immense bénéfice offert par votre réalisation.
Mais à présent, vous savez que le chemin tracé par vos efforts s'ouvre sur une voie nouvelle, plus large et plus claire, inondée des lumières de votre connaissance.
Ne perdez pas trop de temps à contempler l'acquis, ouvrez-vous plutôt au présent qui ne demande qu'un nouvel élan de votre part pour pouvoir vous révéler les merveilles sans fin jalonnant les routes de la vie.

Ce mois de juin et les suivants vous permettront de revenir aux différents cycles de votre choix. Cependant, essayez de travailler ce qi gong d'un bout à l'autre, cela représente environ soixante minutes de votre temps. Bien entendu, il vous sera nécessaire de connaître à fond tous les relais de l'énergie, c'est pourquoi il vous a été fourni autant d'explications.
Sur le plan pratique, la saison est idéale pour reprendre point par point les neuf marches (séries d'exercices) conduisant à la réalisation.
Il est encore temps de rectifier les erreurs, réparer les manquements, réviser pour affiner. Chemin faisant, vous ne manquerez pas d'y arriver.

Bonne route !

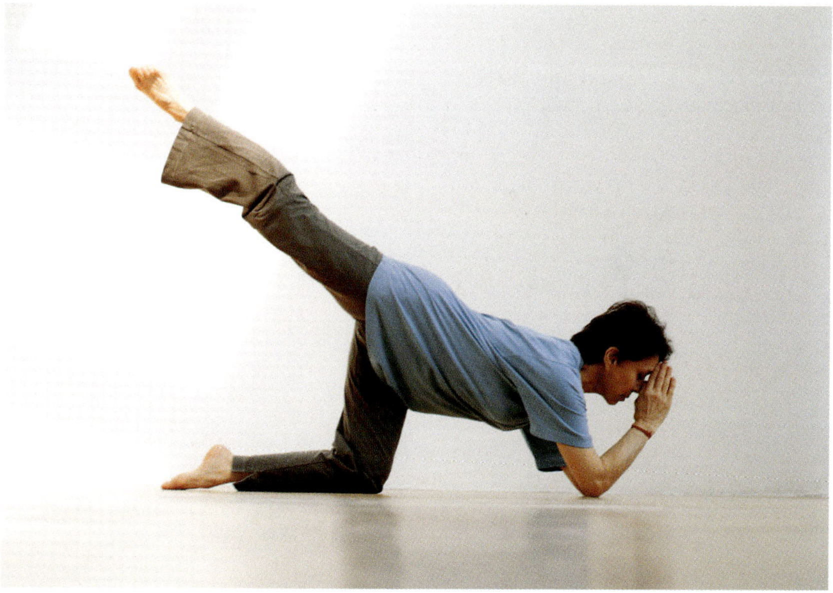

DANS LA MÊME COLLECTION

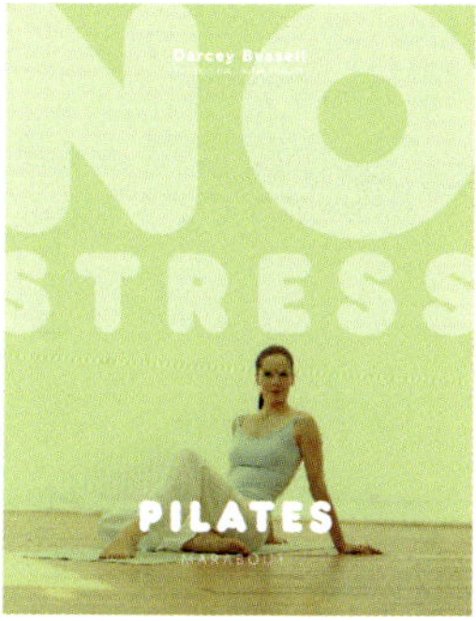

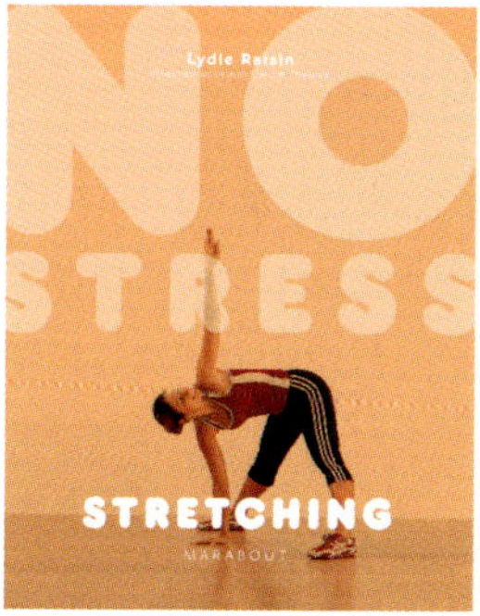

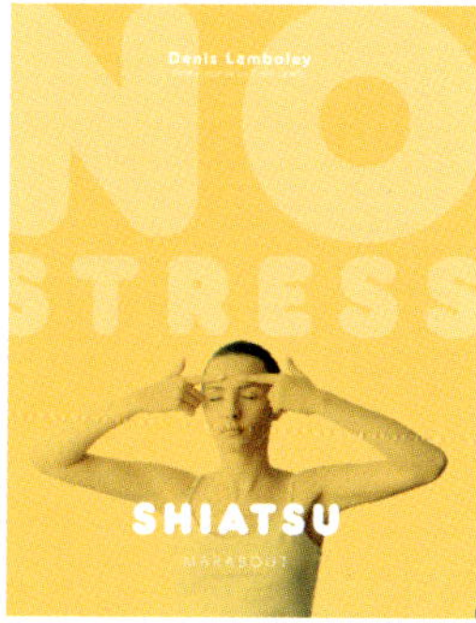

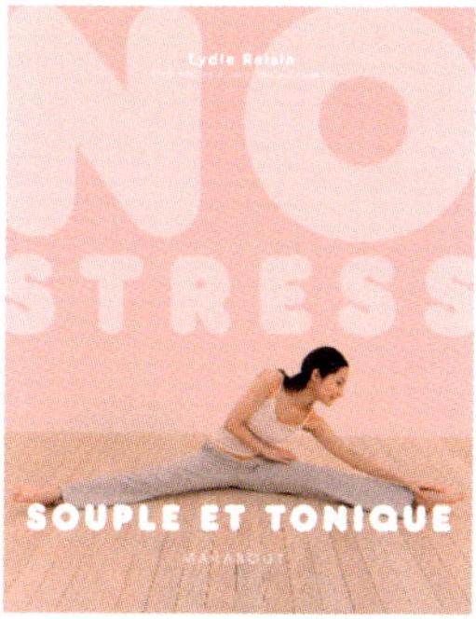

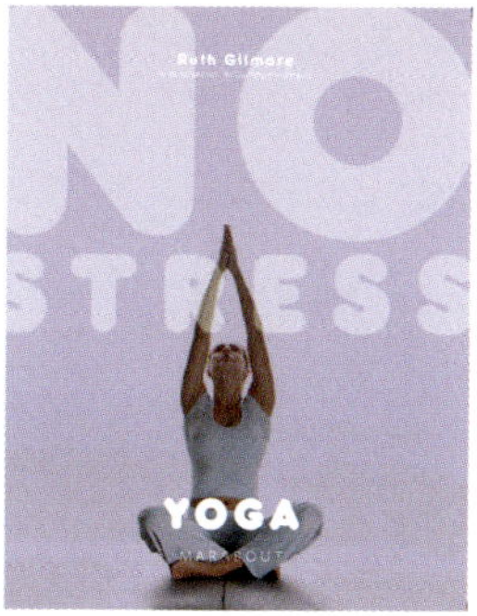

→ Des techniques à pratiquer au quotidien pour être au top de sa forme en se relaxant

→ Des exercices expliqués step by step, tout en images

→ Des conseils et des astuces

→ Des auteurs experts et reconnus dans leur pratique

Davina a principalement étudié la médecine chinoise auprès de l'Institut européen de médecine traditionnelle chinoise sous la direction de Leung Koc Yuen et auprès de l'Institut de médecine énergétique sous la direction du docteur Trinh Quan Ngoc.
Elle est diplômée du Centre d'acupuncture d'Asie de Paris après la soutenance d'une thèse en médecine traditionnelle chinoise : « Qi gong – Essai sur l'amélioration des défenses immunitaires ».

Retrouvez la méthode Véda qi gong enseignée par Davina à Paris :
• Cours hebdomadaires et stages mensuels dans les centres Vit'Halles, 226, bd Raspail, 75014 Paris et 3, bd Lannes, 75016 Paris.
• Site Internet : www.davinaforme.com

L'éditeur remercie M. Yiou Tchiu-Pung pour la calligraphie en page de titre.
L'éditeur remercie également Omoté, 34 bd de Grenelle 75015 Paris

Conception graphique : Noémie Levain
Mise en page : Domino

Imprimé en Espagne par Estella Graficas
Mars 2008
ISBN : 978-2-501-05759-2
40 4594 4/01